ANTIENTZÜNDLICHE NICHTSTEROIDALE ASTHMA-THERAPIE UNTER BESONDERER BERÜCKSICHTIGUNG DES KINDESALTERS UND DER SCHWANGERSCHAFT

Gewidmet
meinen Töchtern Tabea und Teresa
sowie allen anderen Kindern,
die ohne DNCG und Nedocromil-Natrium
kein menschenwürdiges
Leben führen könnten

Roland J. Riedl-Seifert

ANTIENTZÜNDLICHE NICHTSTEROIDALE ASTHMA-THERAPIE UNTER BESONDERER BERÜCKSICHTIGUNG DES KINDESALTERS UND DER SCHWANGERSCHAFT

117 Abbildungen
6 Tabellen

W. Zuckschwerdt Verlag München · Bern · Wien · New York

Dr. med. R. J. Riedl-Seifert
Kinderarzt/Allergologe
Kurt-Schumacher-Straße 11
34117 Kassel

Zeichnungen: B. Wiedemann, Gauting
Histologie-Abbildungen: Archiv R. J. Riedl-Seifert, Kassel

Auslieferung W. Zuckschwerdt Verlag GmbH

Deutschland:	Schweiz:	Österreich:	USA:
Brockhaus Commission	Hans Huber Verlag	Maudrich Verlag	Scholium International Inc
Verlagsauslieferung	Länggass-Strasse 76	Spitalgasse 21a	14 Vanderventer Ave
Kreidlerstraße 9	CH-3000 Bern 9	A-1097 Wien	Port Washington
D-70806 Kornwestheim			11050 New York

Die Deutsche Bibliothek – CIP-Einheitsaufnahme
Riedl-Seifert, Roland J.:
Antientzündliche nichtsteroidale Asthma-Therapie : unter besonderer Berücksichtigung des
Kindesalters und der Schwangerschaft ; 6 Tabellen / Roland J. Riedl-Seifert.
- München ; Bern ; Wien ; New York : Zuckschwerdt, 1997
    ISBN 3-88603-598-0

1997 by W. Zuckschwerdt Verlag GmbH, Industriestraße 17, 82110 Germering/München.
Printed in Germany by Media-Print GmbH, D-33100 Paderborn

ISBN 3-88603-598-0

INHALT

INHALT

EINLEITUNG

EINLEITUNG

Es gibt sicherlich viele Möglichkeiten, sich dem Thema Asthma bronchiale zu nähern.

»Das Sein bestimmt das Bewußtsein und das Bewußtsein beeinflußt das Sein«.
Im vorliegenden Falle heißt das, daß der Autor sich seit vielen Jahren als Kinderarzt und Allergologe mit dem Asthma-Syndrom auseinandersetzt und aus dieser Sichtweise heraus bestimmte therapeutische Ansätze favorisiert.
Berücksichtigt man ferner, daß es den Beruf des »pädiatrischen Pneumologen« offiziell gar nicht gibt, zumindest nicht in der bundesdeutschen Wirklichkeit, stellt man dazu in Rechnung, daß der Autor als Mitglied der Gründungsversammlung der Gesellschaft für pädiatrische Pneumonologie e.V. seit Jahren für eine praxisnahe Behandlung des Asthma-Syndroms eintritt, so wird sein Standpunkt noch deutlicher.

Der medizinische Anspruch in unserem Land ist ausschließlich universitär, die medizinische Wirklichkeit in zunehmendem Maß monetär orientiert.
Aber nicht alles, was theoretisch und technisch machbar ist, ist auch zweckmäßig, patientengerecht oder mittlerweile auch nur bezahlbar.

Wenn früher eine breite klinische Ausbildung, langjährige praktische Erfahrung und Tätigkeit ein Qualitätsmerkmal für den sog. Meinungsbildner waren – auch an einer Universität –, so ist heute eine hochspezialisierte Ausbildung in einer Subspezialität eher das entscheidende Berufsmerkmal.
Dieser Sachverhalt trägt natürlich entscheidend zu den therapeutischen Empfehlungen bei und findet seinen Ausdruck in der sog. Richtlinienkompetenz: Theoretiker, Statistiker und neuerdings auch Gesundheitspolitiker bestimmen die therapeutischen Empfehlungen in zunehmendem Maße, in den seltensten Fällen sind es langfristig tätige praktische Therapeuten.

Die Forderung z.B. nach dem ausschließlichen Einsatz von Monosubstanzen mag intellektuell begründbar und theoretisch richtig sein – praktisch gesehen sind **jedoch Kombinationspräparate z.B. in der Asthma-Therapie nützlich, sinnvoll und im Alltag unverzichtbar.**
Ganz abgesehen von der Tatsache, daß eine Summation von Einzelpräparaten keineswegs der vielbeschworenen »Patienten-Arzt-Compliance« Rechnung trägt.

Erschwerend für den Kinderarzt ist darüber hinaus, daß Therapieansätze im allgemeinen und die Therapie des Asthma-Syndroms ganz besonders von der Erwachsenenmedizin geprägt sind. Kinder werden als kleine Erwachsene behandelt, und mit einer Berechnung der Dosis per Kilogramm glaubt man, dem »Kindsein« genügend Rechnung getragen zu haben. Der völlig differenten Physiologie und damit auch der völlig differenten Pathophysiologie des kindlichen Atemapparates wird in aller Regel nicht ausreichend Rechnung getragen.
Die physiologische und psychologische Sensibilität des hochkomplexen, sich in Entwicklung befindlichen Organsystems »Kind« ist völlig verschieden von der eines durch langjährige Krankheit gezeichneten, an seine biologischen Grenzen angelangten Körpers eines Erwachsenen.

»Therapy follows reality« bedeutet: Therapeutische Ansätze müssen der physiologischen Realität Rechnung tragen!
Genügt es vom wissenschaftlichen Standpunkt aus, die Wirkung (Erfolg) eines Medikaments durch statistische Mittel nachzuweisen (signifikant, hoch signifikant), so ist die Bewertung von Nebenwirkungen an den Einzelfall gebunden, insbesondere bei Kindern.
Es kann keine Frage sein, daß ein Patient, dessen Asthma-Krankheit bislang mit oralen Kortikosteroiden behandelt wurde, zumindest hinsichtlich der Nebenwirkungen von den neuen inhalativen Steroiden profitiert.
Als sicher darf aber auch angenommen werden, daß zahlreiche Asthma-Patienten eine systemische Kortisonbehandlung erhalten oder erhielten, um einer möglichen Entgleisung vorzubeugen.
So segensreich der Einsatz von inhalativen Kortikosteroiden beim schweren Asthma

bronchiale in der Erwachsenenmedizin auch sein mag, so wenig darf in der Behandlung des pädiatrischen Asthma-Syndroms das Augenmaß verloren werden!

Es darf nicht sein, daß der Einsatz von Steroiden empfohlen wird, bevor die Möglichkeiten anderer antientzündlicher Substanzen, wie DNCG und Nedocromil, ausgeschöpft worden sind.

Die Therapie des Asthma-Syndroms im Kindesalter sowie während der Schwangerschaft bedarf aufgrund der besonderen biologischen und physiologischen Sensibilität unserer erhöhten Aufmerksamkeit. Die Forderung nach konsequentem Einsatz antientzündlicher nebenwirkungsarmer Medikamente gilt hier in besonderem Maße.

Als der Autor vor vielen Jahren den intensiven Gebrauch von DNCG »per inhalationem« empfahl und auch praktizierte, sah er sich mit einer Regreßforderung der Krankenkassen, vertreten durch die KV-Hessen, konfrontiert. Die Begründung lautet damals schlichtweg: »Ihre asthmatischen Kinder können gar keine echten Asthmatiker sein, zumindest keine schweren, denn so gut wie keiner Ihrer Patienten liegt im Krankenhaus, geschweige denn auf einer Intensivstation«.

Daß der rechtzeitige und extensive Einsatz von inhalierbarem DNCG eben solche Folgen, wie Krankenhaus oder gar Intensivstationsaufenthalt, verhinderte, war offensichtlich aufgrund eines »anderen Asthma-Verständnisses« der urteilenden Kollegen nicht zu vermitteln.

Wandel des Asthma-Verständnisses im Laufe der Zeit

Es ist noch gar nicht so lange her, daß der Begriff »Asthma bronchiale«, wenn auch nicht ausschließlich, so doch überwiegend mit dem der Psyche – was immer man darunter zu verstehen hatte – assoziiert wurde: Asthma war die Krankheit der hypersensitiven, der empfindsamen Seele. Asthma war so etwas wie die »intellektuelle und zugleich adlige« Schwester der Neurodermitis.

Therapiekonzepte, ja ganze Therapieschulen stellten darauf ab, den »Seelenkonflikt zu lösen«. »Konfliktbewältigung« war das therapeutische Stichwort, wenn nicht beim Patienten, so dann wenigstens in seiner Umgebung.

Ein »Lösungsversuch«, der zumindest bei der Neurodermitis auch heute noch weit verbreitet ist: Die Frage eines »engagierten Therapeuten« an die junge Mutter eines neurodermitischen Kleinkindes »Warum lehnen Sie Ihr Kind ab?« erzeugt nicht nur bei der Mutter »Horror«.

Der psychologischen Ursachenforschung und der Konfliktlösung als Therapieansatz folgte die große Zeit der Bronchospasmolyse:

Da der »Bronchialkrampf« als schädlicher Wirkmechanismus auch in der psychologisch geprägten Ära als das zentrale Ereignis anerkannt war, hatte man jetzt mit wirkungsstarken bronchospasmolytischen Substanzen vermeintlich den Schlüssel zum therapeutischen Durchbruch: Arbeiten zum Thema Bronchospasmolyse und Asthma füllen ganze Bibliotheken. Das bronchospasmolytische Therapiekonzept hatte insgeheim für viele Ärzte den Vorteil, daß sie die alten, lieb gewordenen Ursachen des Bronchialkrampfs, nämlich den »psychischen Konflikt«, nicht sofort über Bord werfen mußten.

Erst allmählich setzte sich die Erkenntnis durch, daß andere pathophysiologische Vorgänge eine Rolle spielen könnten.

Das Fachgebiet der Allergologie nahm Schritt für Schritt konkrete Formen an. Aber bis zum heutigen Tag gibt es nicht wenige »Therapeuten«, die einen engen Zusammenhang zwischen Seele, Psyche und Allergie vermuten.

Das neue Teilgebiet der Psychoneuroimmunologie wird sicher im Laufe der nächsten Jahre eine Fülle von Erkenntnissen zu Tage fördern.

Medizin, vertreten durch Diagnostik und Therapie, ist immer auch Ausdruck bestimmter kultureller Grundströmungen:

Aufgestiegen aus den »Niederungen« des Bader- und Zahnreisserhandwerks hatte die Chirurgie ungeahnte Höhenflüge vollbracht. Chirurgie war machbar – Chirurgie war praktisch die Fortsetzung technischen Fortschritts am Menschen, und Chirurgen gewissermaßen »Menscheningenieure«.

Allergologie – das hatte etwas druidenhaftes, bestenfalls mystisches. Und so richtig geheuer war Allergologie der Schulmedizin nie. **Es ist unbestreitbar das große Verdienst des Kollegen Jorde, in diesem Land mit seinen Mönchengladbacher Allergie-Seminaren die Allergologie vielen praktisch tätigen Medizinern zugänglich, und damit verständlich gemacht zu haben.** Erst durch solche Veranstaltungen wurde dieses Teilgebiet der Immunologie der Alltagsmedizin und damit auch der Arbeitsmedizin erschlossen und damit ein grundlegender Wandel bei der Ursachenforschung des Asthma-Syndroms eingeleitet.

Die Möglichkeiten der bronchospasmolytischen Therapie stießen bald an ihre Grenzen. Es mehrten sich die Fälle, wo trotz intensiven Gebrauchs von Spasmolytika entweder als Dosieraerosole oder in Form von Theophyllin keine Besserung auftrat, geschweige denn eine Restitutio ad integrum.

Auch das Ausschalten allergischer Noxen bzw. eine mittlerweile mögliche gezielte antiallergische Therapie in Form der Hyposensibilisierung brachten nicht immer den gewünschten Erfolg.

Als Zuflucht blieben die Steroide, per os oder per injectionem, und das immer häufiger.

Die Steroidtherapie erfolgte in den vergangenen Jahren nicht, weil man hinter dem Asthma-Syndrom gezielt eine Entzündung als Ursache ausgemacht hatte, sondern als Ultima ratio und Maximaltherapie.

Erst heute, nachdem als Ursache des asthmatischen Geschehens eine Entzündung im weitesten Sinne als pathophysiologisches Substrat festgemacht ist, erfährt im nachhinein die Steroidbehandlung der vergangenen Jahre eine gewisse Rechtfertigung und Akzeptanz. Heute verfügen wir über inhalative Steroide, die – so scheint es – deutlich nebenwirkungsärmer sind als die früheren »Kortisonbomben«.

Zusammen mit den Erkenntnissen über die Entzündungsmechanismen beim Asthma scheint mit den inhalativen Steroiden für viele Therapeuten hinsichtlich der Bewältigung des Asthma-Syndroms wieder einmal »alles klar« zu sein.

Um bei so viel »therapeutischer Selbstverständlichkeit« nicht andere, nachgewiesenermaßen nebenwirkungsarme Therapeutika in Vergessenheit geraten zu lassen, erschien dieses Buch notwendig.

Der Leser wird viel Morphologie vorfinden, namentlich Pathomorphologie. Der Autor bekennt sich ausdrücklich zu dieser Vorgehensweise. Scheint es ihm doch, als ob alte medizinische Tugenden – nämlich therapeutische Konsequenzen aus der Pathomorphologie zu ziehen – zunehmend weniger Beachtung finden.

Zugegeben, man hat kaum noch die Möglichkeit dazu; aber wer obduziert noch und wer schaut noch regelmäßig durchs Mikroskop. Asthma bronchiale auch als Pathomorphologie zu begreifen und bildhaft zu zeigen sowie daraus therapeutische Konsequenzen zu ziehen, ist ein weiteres Anliegen dieses Buches.

Nachdenkliches – Schulmedizin / Alternativtherapie

Unter der Überschrift »Alternative Therapieansätze« werden zur Zeit im Allergie- und Asthmabereich die unglaublichsten Dinge angeboten: Augendiagnostik, Pendeln, Bioresonanz und ähnliches wird als Alternativmedizin angeboten, wobei es offensichtlich bereits genügt, alternativ zur sog. Schulmedizin zu sein, um beim staunenden Patienten Respekt und Anerkennung zu genießen. Die Möglichkeit, x-beliebige Substanzen in unvorstellbar geringen Konzentrationen und Mengen (Nano- und Picogrammbereich) zu messen, verführt, so scheint es, zu vielerlei Schlußfolgerungen.

Häufig wird dabei übersehen, daß die gemessenen Substanzen in der Regel nicht einzeln, sondern in Verbindungen vorkommen und daß schwerlich eine Grenze festgelegt werden kann, ab der einzelne Substanzen bzw. deren Verbindungen auf das Individuum krankhaft bzw. krankmachend wirken können.

Als geradezu beispielhaft mag die »Ozondis-kussion« dienen: Jede Gazette, die etwas auf sich hält, veröffentlicht zu gegebener Zeit eine sog. Ozonkarte. Dabei wird geflissentlich übersehen oder schlicht nicht gewußt, daß Ozon (O_3) hochreagibel ist und in der Regel kaum frei vorkommt, sondern sich sehr rasch verbindet. Ferner wird übersehen, daß solche Ozonverbindungen keineswegs vom Erd-boden bis in beliebige Höhen hinauf homogen verteilt sind. Die Annahme einer Verteilung analog dem Salzgehalt im Meer wäre wohl sehr viel richtiger. Und schließlich wird dem Leser selten mitgeteilt, in welcher Höhe die jeweiligen Ozonwerte gemessen wurden.

Was macht die Schulmedizin falsch, wenn Heilpraktiker in den Medien unwidersprochen erklären, die Ärzte hätten keine Antworten auf drängende Fragen chronisch kranker Menschen?
Kann es nicht zumindest zum Teil auch daran liegen, daß eine ausgesprochen detailver-liebte Universitätsmedizin an den Bedürf-nissen des medizinischen Alltags vorbeigeht

und aufgrund ihrer vermeintlichen Richtlinien-kompetenz therapeutische Forderungen postuliert (z.B. konsequente Monotherapie), aber im gleichen Atemzug bei den Therapievorschlägen am Ende eines Arzt-briefes anläßlich der stationären Behandlung eines Patienten eine Fülle von täglich ein-zunehmenden Medikamenten für ein einziges Krankheitsbild vorschlägt? Diese Situation ist zumindest für das Asthma-Syndrom Alltag und läßt sich am besten mit **»theoretische Monotherapie und praktische Polyprag-masie«** umschreiben.

Leicht kann man sich vorstellen, wie die Situation eines Patienten aussieht, der nicht nur unter einem Asthma bronchiale, sondern zusätzlich unter einem Diabetes mellitus und einer chronischen Herzinsuffi-zienz leidet.

Eine Patentlösung gibt es sicherlich nicht. Aber die Wirklichkeit zu verschweigen, ist ganz bestimmt nicht der richtige Weg.

Lungenfunktion vom 02.08.95
Periphere Flusslimitation. Keine wesentliche Reversibilität.

Therapie und Verlauf:
Die Pat. stellte sich wiederholt vor wegen intermittierender Infekte, die entsprechend symptomatisch therapiert wurden. Des weiteren erhielt sie bei Infekten einen inhalativen Cortisonstoss.
Bei Exacerbation der bekannten Neurodermitis erhielt sie Basodexan Salbe und Zyrtec zur antiallergischen Therapie.
Aufgrund einer bekannten psychosomatischen Konstellation kam es immer wieder intermittierend zu Oberbauchbeschwerden im Sinne einer chronischen Gastritis. Unter H2-Blockern war die Pat. dann beschwerdefrei. Eine weitere endoskopische Abklärung hat die Pat. bisher abgelehnt.

Therapieempfehlung für zu Hause:
Zyrtec 0-0-1.
Zantic 0-0-0-1.
Allergodil 2-0-2.
Spersallerg 2-0-2.
Serevent 1-0-1.
Pulmicort Turbuhaler 2-0-2.
Allergospasmin DA b. B.
Bei persistierenden Beschwerden im Sinne einer Gastritis oder Oesophagitis unbedingt weitere Abklärung mit Gastroskopie empfohlen.

Beispiel eines Entlassungsbriefes einer renommierten Klinik: Man wagt sich kaum vorzustellen, wie die Therapie-empfehlungen aussehen würden, wenn der (jugendliche) Patient noch einen Diabetes mellitus und/oder eine Hochdruck-erkrankung hätte. Man rechne sich die laufenden Kosten aus und denke bitte über die Compliance nach.

1. **Intrinsic Asthma bronchiale**

2. **Vasomotorische Rhinopathie**

3.

4.

5.

Diagnosen-Schlüssel	Zusatz	Sicherheit	Beh.-Ergebn.	Angehöriger, § 40 Abs. 4 SGB V)
60	65	66	67	
68	73	74	75	
76	81	82	83	
84	89	90	91	
92	97	98	99	

ZUSATZ
0 = kein Zusatz
1 = z. Z. erscheinungsfrei
2 = akuter Schub/Rezidiv
3 = chronisch progredient
4 = Zustand nach (Zust. n.)
5 = Zust. n. Op
6 = Zust. n. Amputation von Extremität(en)/ Zust. n. Transplantation
7 = Endoprothese/ Herzschrittmacher/Bypass
8 = Dialyse·Gefäßdilatation/ Thrombektomie

SICHERHEIT
0 = gesicherte Diagnose
1 = Verdachtsdiagnose
2 = ausgeschlossen

BEHANDLUNGSERGEBNIS
0 = keine Diagnose
1 = gebessert
2 = unverändert
3 = verschlechtert
9 = entfällt (gestorben)

Klinikspezifische Merkmale
110   115   120
121   126   131

URSACHE DER ERKRANKUNG (1. Diagnose)		KRANKENHAUS-VORBEHANDLUNG innerhalb der letzten 12 Monate vor Aufnahme		ARBEITSUNFÄHIGKEITSZEIT innerhalb der letzten 12 Monate vor Aufnahme		ENTLASSUNGSFORM
132	0	133	0	134	1	135	1

URSACHE DER ERKRANKUNG (1. Diagnose)
0 = keine der unter 1–5 genannten Ursachen
1 = Arbeitsunfall einschl. Wegeunfall
2 = Berufserkrankung
3 = Verkehrsunfall (privat)
4 = Folge von Kriegs-, Zivil- oder Wehrdienst
5 = angeboren

KRANKENHAUS-VORBEHANDLUNG
0 = nein
1 = ja

ARBEITSUNFÄHIGKEITSZEIT
0 = keine
1 = bis unter 3 Monate
2 = 3 bis unter 6 Monate
3 = 6 und mehr Monate
4 = nicht erwerbstätig

ENTLASSUNGSFORM
1 = regulär
2 = vorzeitig auf ärztl. Veranlassung
3 = vorzeitig mit ärztl. Einverständnis
4 = vorzeitig gegen ärztl. Rat
5 = disziplinarisch
6 = verlegt
9 = gestorben

Vorschläge für nachfolgende Maßnahmen Zutreffendes bitte ankreuzen (X)

bei erneuter HB wegen gleicher Beschwerden

Diagn. Klärung 136	Stat. Behandl. 137	Opera-tion 138	Psycho-therapie 139	Ambulante Behandlung 140	Heil- und Hilfsmittel 141	Berufs-förderung 142	Wiederholungs-heilbehandlung 143	Psychosom. Behandlung 144	Sonstige Anregungen 145

Erläuterungen:

Letzte Medikation:

Aerodur TH 3x1 H.,Serevent Diskus 0-0-2,Pulmicort TH 2x2,Rhinocare ND
2 x tgl.,Beconase aquosum 2x2 H.

BfA-Basisprogramm z. Gesundheitstraining 146	Nichtraucher-training 147	Diät-unterricht 148	Hinweis zur: Gewichts-reduktion 149	Alkoholkarenz 150	Nikotinkarenz 151	Pat. kam seiner Mitwirkungspflicht während der HB nicht nach 152	153
X							0 6

Ort, Datum

Unterschriften gelten für Blatt 1 bis 2. ba.

Ltd. Arzt
(Ausfertigung für den Arzt)

8.7250 1ª (Bl. 1)
10. Aufl. · 3/92 · 200.000 · A
(1253/92 · 500)

Ein weiteres Beispiel für die Polypragmasie beim Asthma aus dem Alltag: Gemäßigter, aber dennoch auf Dauer nicht durchführbar.

ZUR ENTWICKLUNG DER KINDLICHEN LUNGE

ENTWICKLUNG DER KIND-
LICHEN LUNGE

ENTWICKLUNG DER KIND- LICHEN LUNGE

Die Entwicklung des respiratorischen Systems läßt sich in drei Hauptabschnitte einteilen:
1. die embryonale Entwicklungszeit
2. die pränatale Periode
3. die postnatale und kindliche Periode

1. Die embryonale Entwicklung

Etwa während der dritten Schwangerschaftswoche beginnt an der ventralen Seite des Urdarms eine Aussackung zu wachsen, die sich ab der vierten Woche in ein rechtes und ein linkes Lungensäckchen zu differenzieren beginnt. Schon wenige Tage später läßt sich eine weitere Differenzierung nachweisen. Links entstehen zwei und rechts drei Bronchialäste, die die weitere Entwicklung aufzeigen. In der folgenden fünften Woche beginnt bereits die Entwicklung segmentaler Bronchien zusammen mit der pulmonalen Blutversorgung. Aus dem entodermalen Epithel entstehen die Submukosa sowie die mukösen Drüsen. Die Lappen- und Läppchenstrukturen entstehen aus dem Mesenchym, das ganz am Anfang die Atemwege umgibt. Ebenfalls aus dem Mesenchym differenzieren sich Knorpel, Bindegewebe, Muskeln und Blutgefäße. Das Mesenchym wiederum wird vom Mesenthelium umgeben, einem serösen Epithel, aus dem sich später die viszerale Pleura entwickelt. Nunmehr sprießen auch primitive Pulmonalarterien in das Mesenchym ein und stellen den Kontakt mit den übrigen mesenchymalen Blutgefäßen her. Vom Vorhof des Herzens her entwickeln sich die Pulmonalvenen. Diese erste embryonale Entwicklung der Lunge endet nach ca. sechs Wochen.

2. Die pränatale Periode

Die pränatale Periode ihrerseits läßt sich wiederum in drei Abschnitte einteilen:
a) Pseudoglandulärer Abschnitt bis hin zur 16. Woche.
In diesem Zeitraum entstehen ca. 17 Generationen von Atemwegen bis hinunter zur terminalen Lungeneinheit des Azinus. Wenn die präazinären Luftwege angelegt sind, beginnt der Bau des Azinus: anfangs beinhaltet der Azinus lediglich eine Generation, das Epithel dieses Bronchialbäumchens ist kubisch; überhaupt ähnelt das ganze Gebilde einer Drüse – pseudoglandulär.
b) Kanikulärer Abschnitt von der 17. bis 24. Woche.
In diesem Zeitraum differenziert sich die Lunge weiter und verliert das Erscheinungsbild einer Drüse. Das Mesenchym um das spätere respiratorische Epithel wird deutlich differenziert und vaskularisiert und der Azinus hat mittlerweile zwei bis drei Generationen von sog. respiratorischen Bronchiolen bei einer Länge von ca. 0,2 mm.
c) Ab der 28. Schwangerschaftswoche (Definitionsgrenze zwischen Fehlgeburt und Frühgeburt) spricht man vom terminalen (alveolären) Abschnitt. Diese Phase dauert bis zur Geburt (40 Schwangerschaftswochen ± 2). Das terminale Säckchen ist der Vorläufer der Ductuli alveolares und ihrer weiteren Differenzierungen. Im siebten Monat etwa beträgt die Länge eines Azinus ca. 0,6 mm und bei der Geburt etwas über 1 mm. In diesem Zeitraum entwickeln sich auch die Pneumozyten vom Typ 1 und 2. Zur Geburt sind die Acini noch nicht vollständig entwickelt. Sie bestehen aus drei Generationen Bronchioli respiratorii (alveolares), den alveolaren und terminalen Säckchen, mit Strukturen, aus denen sich später die Alveolaren bilden.

3. Die postnatale und kindliche Periode

Die Alveolen sind etwa im dritten Monat nach einer normalen Geburt (40 ± 2 Schwangerschaftswochen) voll entwickelt und die Acini weisen alle morphologisch notwendigen Bestandteile auf. Im Unterschied zum Erwachsenen können diese kleinkindlichen Alveolen jedoch weitere neue Alveolen bilden, obendrein sind sie sehr viel kleiner. Das terminale Säckchen differenziert sich proximal in den Ductus alveolaris und distal in das Atrium alveolaris, von dem aus die Alveolarbläschen abzweigen. Im einzelnen findet folgende Entwicklung statt: die Anzahl und die Länge der Alveolargänge nimmt zu. Es findet sich eine sog. zentrifugale Alveolisierung, bei der respiratorische Bronchiolen zu Alveolargängen werden, und eine zentripetale Alveolisierung, bei der die terminalen Bronchiolen zu respiratorischen Bronchiolen werden.

Die Lungenoberfläche, die post partum für den Gasaustausch zur Verfügung steht, beträgt nach einer Faustregel ca. 1 qm/kg Körpergewicht. Diese Faustregel gilt mit Einschränkungen (klein und dünn bzw. groß und fett) durch das ganze Leben, das heißt ein Erwachsener hat ca. 70 bis 80 qm Lungenoberfläche.

Im Alter von vier bis sieben Jahren steigt die Anzahl der broncholären, alveolären Anastomosen, so daß allmählich eine passable Kollateralventilation für den Bedarfsfall entsteht (Kohnsche Poren, Lambertsche Kanäle). Wichtig ist, daß erst ab dem 4. bis 5. Lebensjahr eine deutliche Vergrößerung des Radius der Atemwege eintritt und damit eine Verringerung der »airway resistance«. **Es hat also zunächst biomechanische Gründe, warum die Erstmanifestation obstruktiver Atemwegserkrankungen überdurchschnittlich häufig vor diesem Zeitpunkt (5. Lebensjahr) auftritt.**

Weiterführende Literatur

Agostoni E (1972) Physiol Reviews 52: 57
Agostoni E, Mead J (1964) Handbook of physiology, sect. 3, vol. I 387. Amer Physiol Soc
Agostoni ER (1977) Proc Int Union Physiol Sci XII: 17
Altman PL, Dittmer DS (1971) Respiration and Circulation. Biological Handbooks. Fed Amer Soc Exp Biol, Bethesda
Angus GE, Thurlbeck WM (1972) J Appl Physiol 32: 483
Averill KH, Wagner WW jr, Vogel JHK (1962) Med Thorac 19: 598
Avery ME, Wang NG, Taeusch HW jr (1973) Scientific American 228: 74
Bates DV (1972) Amer Rev Resp Dis 105: 1
Boyden EA, Tomsett DH (1965) Acta Anatomica 61: 164
Blümcke S et al (1983) Pathologie der Lunge, Bd I. In: Doerr, Seifert, Uehlinger (Hrsg) Spezielle pathologische Anatomie. Springer Verlag
Bucher U, Reid L (1961) Development of the intrasegmental bronchial tree: the pattern of branching and development of cartilage at various stages of intrauterine life. Thorax 16: 207–218

Campbell EJM (1964) In: Handbook of physiology, sect. 3 vol. I 535. Amer Physiol Soc
Campbell EJM, Agostoni E, Newsom Davis J (1970) The respiratory muscles, 2nd edition. Lloyd-Luke, London
Campbell EJM, Agostoni E, Newsom J (1970) The Respiratory Muscles. Lloyd-Luke Ltd, London
Cassan SM, Divertie MB, Brown AL (1974) Chest 65: 269
Cassan SM, Divertie MB, Brown AL jr (1974) Chest 65: 269
Cordingley JL (1972) Thorax 27: 433
Cotes JE (1979) Lung Function. Blackwell, Oxford
Crelin ES (1975) Development of the lower respiratory system. CIBA Clinical Symposia 27, No 4
Cudkowicz L (1962) Med Thorac 19: 582
Cudkowicz L, Armstrong JB (1953) Thorax 8: 152
Cumming G (1972) Bull Physiopath Resp 8: 527
Cumming G, Horsfield K, Jones JG, Muir DCF (1967) Respir Physiol 2: 386
Davis G, Reid L (1970) Growth of the alveoli and pulmonary arteries in childhood. Thorax 25: 669
Dawes GS (1968) Foetal and neonatal physiology. Year book medical publishers, Chicago
Dekker E, Pelser HE, Groen JJ (1957) Psychomat Res 2: 97
Dunnill MS (1962) Postnatal growth of the lung. Thorax 17: 329–333
Dunnill MS (1962) Thorax 17: 329
Dunnill MS (1962) Thorax 17: 329
Engel LA (1977) Proc Int Union Physiol Sci XII: 408
Engel LA, Menkes H, Wood LDH, Utz G, Joubert J, Macklem PT (1973) J Appl Physiol 35: 9
Fishman AP, Turino GM, Brandfonbrener M, Himmelstein A (1958) J Clin Invest 37: 1071
Gordon S (1977) In: Nonrespiratory aspects of lung physiology. Fed Proceed 36: 2707
Green GM, Jakob GJ, Low RB, Davis GS (1977) Amer Rev Resp Dis 115: 479
Grimby G (1974) Amer Rev Resp Dis 110: 145
Gross I (1977) In: Nonrespiratory aspects of lung physiology. Fed Proceed 36: 2665
Guyton AC (1969) In: Fishman AP, Hecht HH (ed) The pulmonary circulation and interstitial space. University of Chicago Press, Chicago
Hance AJ, Crystal RG (1975) Amer Rev Resp Dis 112: 657
Hansen JE, Ampaya EP (1975) J Appl Physiol 38: 990
Hansen JE, Ampaya EP, Bryant GH, Navin JJ (1975) Appl Physiol 38: 983
Hansen JE, Ampaya EP, Bryant GH, Navin JJ (1975) J Appl Physiol 38: 983
Harris P, Heath D (1962) The human pulmonary circulation. Livingstone Ltd, Edinburgh
Hayek H von (1960) The human lung. Hafner Publishing Company, New York

Hée J, Guillerm R (1977) Bull Europ Physiopath Resp 13: 11

Heimburg P (1964) Thorax 19: 306

Hislop A, Muir DCF, Jacobsen M, Simon G, Reid L (1972) Thorax 27: 265

Hislop A, Reid L (1974) In: Davis JA, Dobbing J (ed) Scientific foundations of paediatrics. Heinemann, London

Hislop A, Reid L (1974) Thorax 29: 90

Hoeft PJ van der (1964) Thorax 19: 537

Hogg JC (1977) Proc Int Union Physiol Sci XII: 328

Horsfield K (1977) Respir Physiol 29: 185

Horsfield K, Dart G, Olson DE, Filley GF, Cumming G (1971) J Appl Physiol 31: 207

Horsfield K, Relea FG, Cumming G (1976) Respir Physiol 26: 351

Jaeger MJ, Nichols L (1977) Proc Int Union Physiol Sci XIII: 351

Krahl VE (1964) Handbook of physiology, sect. 3 vol. I, 216. Amer Physiol Soc

Krahl VE (1964) In: Handbook of physiology, sect. 3 vol. I 216. Amer Physiol Soc

Lambert M (1955) J Pathol Bact 70:311; zitiert in Spencer H: Pathology of the lung, 4. ed. Pergamon Press

Lauweryns JM, Baert JH (1977) Amer Rev Resp Dis 115: 625

Lewis RA, Austen F (1977) In: Nonrespiratory aspects of lung physiology. Fed Proceed 36: 2676

Liebow AA (1962) Med Thorac 19: 609

Mason RJ, Williams MC (1977) Amer Rev Resp Dis 115: 81

Neergaard K von (1927) Beitr Klin Tuberk 65: 476

Newhouse M, Sanchis J, Bienenstock J (1976) New Engl J Med 295: 990

Nunn JF (1977) Applied respiratory physiology. Butterworth, London

Okubo T, Piiper J (1974) Respir Physiol 21: 223

Piiper J (1965) Handbook of physiology sect. 3 vol. II 1205. Amer Physiol Soc

Proctor DF (1977) Amer Rev Resp Dis 115: 97

Rankin J, Dempsey JA (1967) Amer J Phys Med 46: 198

Read J (1966) J Appl Physiol 21: 1521

Reid L (1960) Thorax 15: 132

Rist E, Strohl A (1922) Presse Med 30: 69

Roussos CS, Fixley M, Genest J, Cosio M, Kelly S, Martin RR, Engel LA (1977) Amer Rev Resp Dis 116: 457

Ryan JW, Ryan US (1977) in: Nonrespiratory aspects of lung physiology. Fed Proceed 36: 2683

Scarpelli EM (1968) The surfactant system of the lung. Lea and Febiger, Philadelphia

Sharp JT, Danon J, Druz WS, Goldberg NB, Fishman H, Machnach W (1974) Amer Rev Resp Dis 110: 154

Stuart BO (1973) Arch Intern Med 131: 60

Sturgess JM (1977) Amer Rev Resp Dis 115: 819

Tammeling GJ, Nieveen J, Sluiter HJ (1967) Circulation 35: 457

Van As A (1977) Amer Rev Resp Dis 115: 721

Wagner PD, Gaines RA, Mazzone RW, West JB (1972) Physiologist 52: 295

Weibel ER (1963) Morphometry of the human lung. Springer, Berlin

Weibel ER (1968) In: Libow AA, Smith DE (ed) The Lung. The Williams and Wilkins Company, Baltimore

Weibel ER (1969) In: Fishman AP, Hecht HH (ed) The pulmonary circulation and interstitial space. University of Chicago Press, Chicago

Die entwicklungsphysiologischen und biomechanischen Besonderheiten der kindlichen Lunge und des Thorax

I. Die Neugeborenen-Lunge ist unreif und

– hat einen relativ erhöhten Anteil an sekretproduzierenden Zellen im Vergleich zum Erwachsenen

– hat einen Mangel an Kohnschen Poren und Lambertschen Kanälen und damit

– keine ausreichende Kollateralventilation

Erst ab dem 5. Lebensjahr kommt es zur deutlichen Vergrößerung der Radien der Atemwege und zur Ausbildung einer Kollateralventilation.

II. Die Atemmechanik des Neugeborenen ist mangelhaft bzw. benachteiligt, weil

– die Rippenbögen nahezu waagrecht stehen und keine effektive Atemarbeit leisten können (dauerhafte Inspirationsstellung wie beim Asthmatiker) und

– das Zwerchfell (Diaphragma) einen deutlichen Mangel an ermüdungsresistenten Typ-I-Fasern hat und somit als Hauptleistungsträger der kindlichen Atmung viel schneller erschöpft ist als beim Jungendlichen oder Erwachsenen

Fazit:

Es gibt gute entwicklungsphysiologische und biomechanische Gründe für die Erstmanifestation von obstruktiven Atemwegserkrankungen bis zum 5. Lebensjahr.

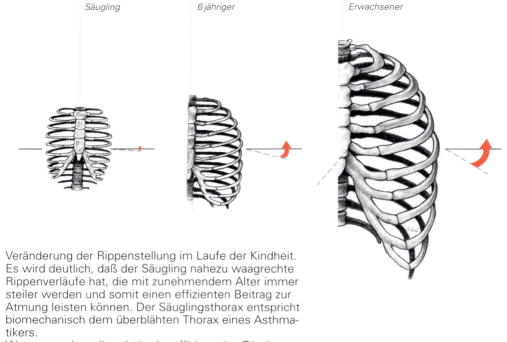

Säugling   6 jähriger   Erwachsener

Veränderung der Rippenstellung im Laufe der Kindheit.
Es wird deutlich, daß der Säugling nahezu waagrechte
Rippenverläufe hat, die mit zunehmendem Alter immer
steiler werden und somit einen effizienten Beitrag zur
Atmung leisten können. Der Säuglingsthorax entspricht
biomechanisch dem überblähten Thorax eines Asthmatikers.
Wenn man dazu die relative Insuffizienz des Diaphragmas
beim Säugling in Rechnung stellt (Mangel an ermüdungsresistenten Typ-I-Fasern), wird klar, daß allein von der
Biomechanik Nachteile gegenüber dem Erwachsenen
gegeben sind.

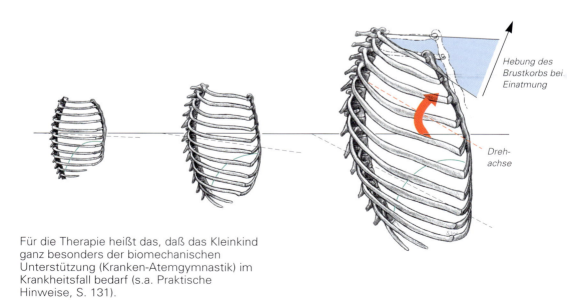

Hebung des
Brustkorbs bei
Einatmung

Dreh-
achse

Für die Therapie heißt das, daß das Kleinkind
ganz besonders der biomechanischen
Unterstützung (Kranken-Atemgymnastik) im
Krankheitsfall bedarf (s.a. Praktische
Hinweise, S. 131).

Schematische Darstellung der Atemarbeit

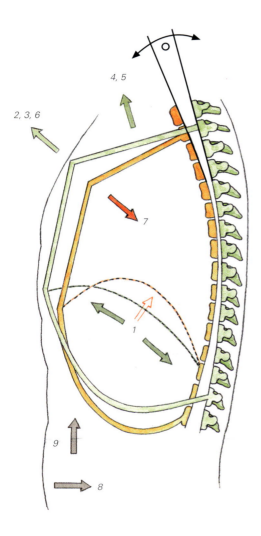

4, 5

2, 3, 6

7

1

9

8

Auch das Aufrichten der WS gehört zur Einatmung.

Beim Asthma ist der Thorax in permanenter Einatemstellung. Hier kommt die Kranken- und Atemgymnastik zur Thoraxmobilisation zum Tragen.

1. Diaphragma
2. M. intercostalis externus
3. M. sternocostalis
4. M. sternocleidomastoideus
5. M. scalenus
6. M. pectoralis
7. M. intercostalis internus
8. M. rectus abdominis
9. M. obliquus abdominis

Schematische Darstellung der Atemarbeit unter Beteiligung von Wirbelsäule, Rippenbögen und Muskeln (s. a. Praktische Hinweise, S. 131)

Der Bronchialbaum
Aufbau und Gliederung

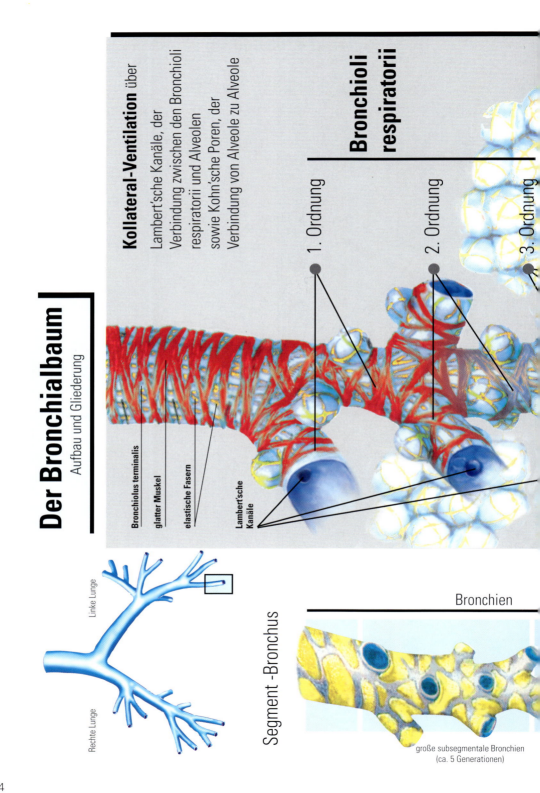

Kollateral-Ventilation über

Lambert'sche Kanäle, der Verbindung zwischen den Bronchioli respiratorii und Alveolen sowie Kohn'sche Poren, der Verbindung von Alveole zu Alveole

Bronchioli respiratorii

1. Ordnung

2. Ordnung

3. Ordnung

Bronchiolus terminalis

glatter Muskel

elastische Fasern

Lambert'sche Kanäle

Linke Lunge

Rechte Lunge

Segment -Bronchus

Bronchien

große subsegmentale Bronchien
(ca. 5 Generationen)

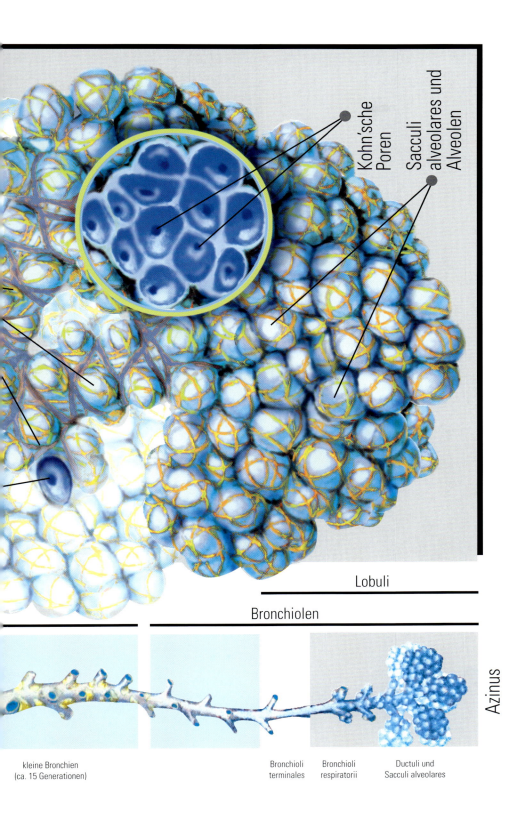

Kohn'sche Poren

Sacculi alveolares und Alveolen

Lobuli

Bronchiolen

Azinus

kleine Bronchien
(ca. 15 Generationen)

Bronchioli terminales

Bronchioli respiratorii

Ductuli und Sacculi alveolares

Entwicklungsstadien der Lunge

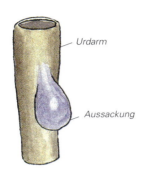

ca. 3. Schwangerschaftswoche

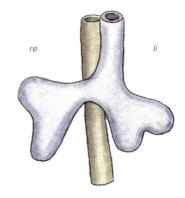

ab 4. Schwangerschaftswoche:
Differenzierung in Lungensäckchen

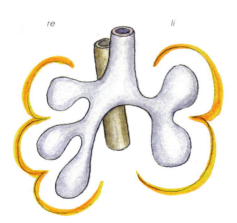

4./5.
Schwangerschaftswoche:
Embryonale Entwicklung
der Lungenlappen;
Differenzierung in
Bronchialäste.

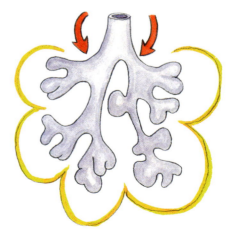

5.
Schwangerschaftswoche:
Entwicklung segmentaler
Bronchien und beginnen-
de Blutversorgung.

Kindliche Lunge

pränatal   **postnatal**   **ca. 5 Jahre**

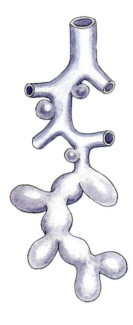

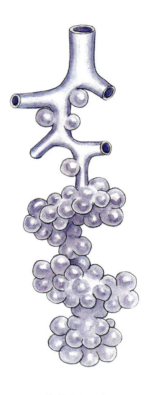

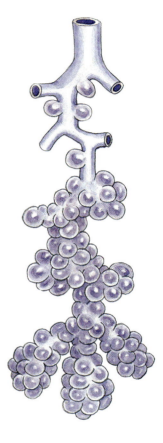

unreif: Zahl und
Größe der Lambert-
schen Kanäle und
Kohnschen Poren
lassen keine suffi-
ziente Kollateralventi-
lation zu.
Der relativ hohe
Anteil an sekret-
produzierenden Zellen
(im Vergleich zum
Erwachsenen) läßt
jede Alveolitis und
Bronchitis schnell
zu einem schweren
Krankheitsbild
werden.

Die Lunge ist in etwa
mit der Erwachsenen-
lunge vergleichbar; deut-
liche Radiuserweiterung
des Bronchialbaumes.
Kollateralventilation
möglich.

ASTHMA – DEFINITION

– Asthma ist eine **chronisch entzündliche Erkrankung** der Atemwege, bei der viele Zellen eine Rolle spielen – insbesondere **Mast-Zellen, Eosinophile und T-Lymphozyten**

– Bei **anfälligen** Personen verursacht diese **Entzündung rezidivierende** Episoden mit Giemen, Atemnot, Brust-Enge und **Husten** – vor allem nachts und/oder frühmorgens.

– Diese Symptome sind normalerweise mit einer ausgedehnten, aber variablen Einschränkung der Luftströmung verbunden, welche zumindest teilweise sowohl spontan als auch durch Behandlung reversibel ist.

– Die Entzündung verursacht auch einen damit verbundenen Anstieg der **Atemwegs-Reagibilität** auf eine Vielzahl von **Stimulantien.**

NHLBI/WHO workshop report NIH (1995)

HISTOLOGIE

HISTOLOGIE

Übersicht mit typischen Schleimmassen im Bronchiallumen bei Asthma bronchiale
(Asthma bronchiale; 14 J ♀; Elastica v. Gieson)

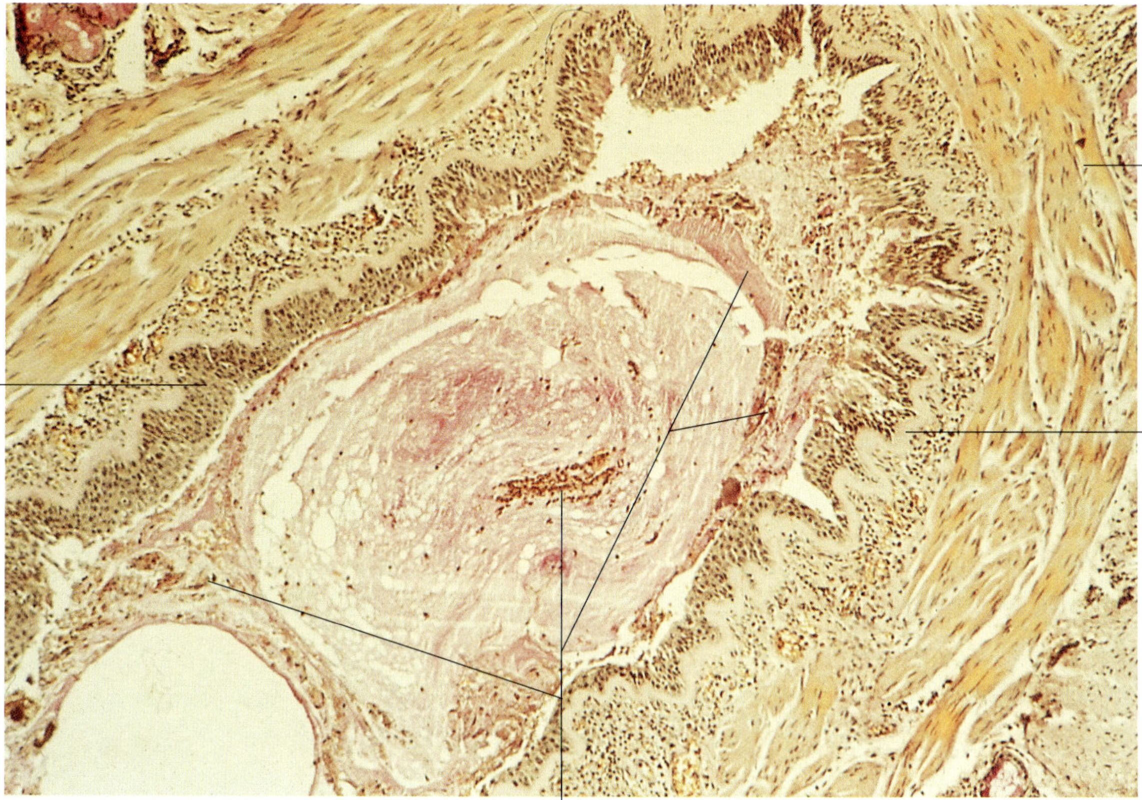

Muscularis

Basalmembran

zähe Schleimmassen
mit Entzündungszellen
(Zellhaufen)

Reservezellhyper-
plasie der
Bronchial-
schleimhaut

Eosinophilie bei chronischer Asthmabronchitis

(massenhaftes Auftreten von eosinophilen Granulozyten, den typischen Entzündungszellen beim Asthma bronchiale)

(Asthma bronchiale; 14 J ♀; Elastica v. Gieson)

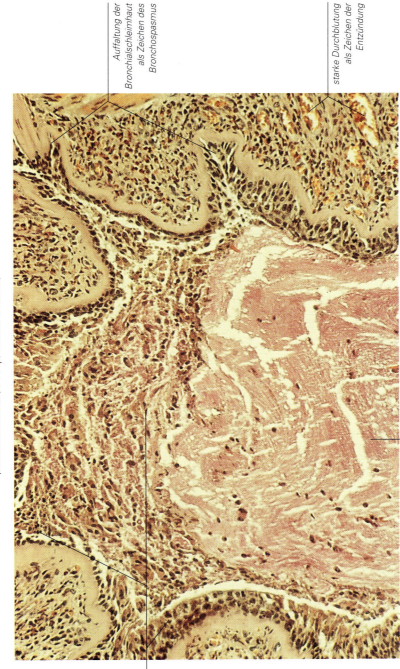

Auffaltung der Bronchialschleimhaut als Zeichen des Bronchospasmus

starke Durchblutung als Zeichen der Entzündung

komplette Verlegung des Bronchiallumens; keine Ventilation möglich

Eos. Granulozyten in und an der Bronchialwandung sowie im Lumen

23

Bronchialanschnitt mit typischen morphologischen Veränderungen
(Asthma bronchiale; 14 J ♀; Masson Goldner)

Schleimmassen mit eos. Granulozyten im Lumen

Hyper- und Metaplasie des Bronchialepithels

Gefäßerweiterung als Zeichen der Hyperämie bei Entzündung

Hypertrophie der Basalmembran

Hypertrophie der Muskulatur

Gefäßerweiterung als Zeichen der Entzündung und Hyperämie

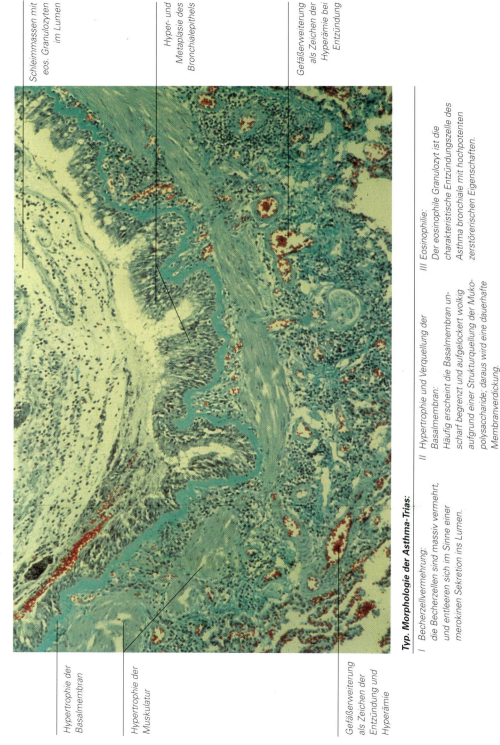

Typ. Morphologie der Asthma-Trias:

I Becherzellvermehrung:
die Becherzellen sind massiv vermehrt, und entleeren sich im Sinne einer merokinen Sekretion ins Lumen.

II Hypertrophie und Verquellung der Basalmembran:
Häufig erscheint die Basalmembran unscharf begrenzt und aufgelockert wolkig aufgrund einer Strukturquellung der Mukopolysaccharide; daraus wird eine dauerhafte Membranverdickung.

III Eosinophilie:
Der eosinophile Granulozyt ist die charakteristische Entzündungszelle des Asthma bronchiale mit hochpotenten zerstörerischen Eigenschaften.

Übersicht über das Ausmaß der Basalmembranhyperplasie bei Asthma bronchiale. Aus rezidivierenden Verquellungs-zuständen wird schließlich eine permanente hyaline Verdickung der Basalmembran

(Asthma bronchiale; 14 J ♀; Elastica v. Gieson)

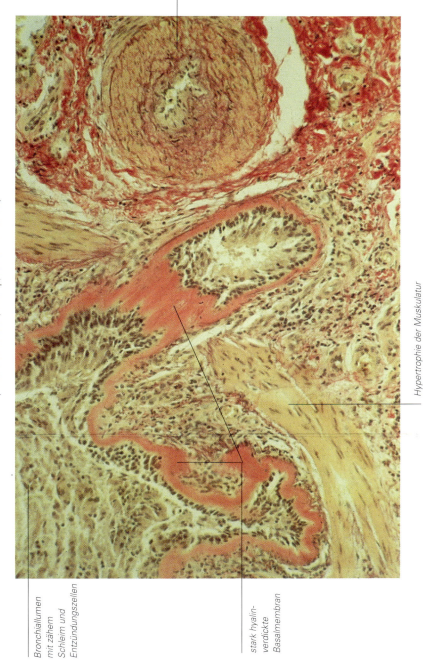

Blutgefäß

Hypertrophie der Muskulatur

Bronchiallumen
mit zähem
Schleim und
Entzündungszellen

stark hyalin-
verdickte
Basalmembran

25

Hyperplasie des Bronchialepithels
(Asthma bronchiale; 14 J ♀; Masson Goldner)

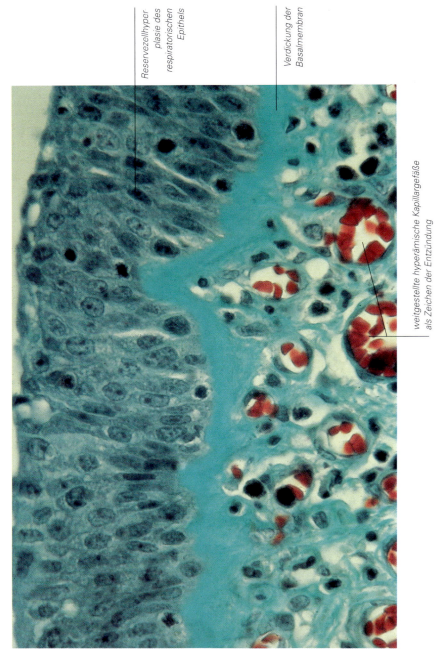

Reservezellhyperplasie des respiratorischen Epithels

Verdickung der Basalmembran

weitgestellte hyperämische Kapillargefäße als Zeichen der Entzündung

Plattenepithelmetaplasie des respiratorischen Epithels
(Asthma bronchiale; 14 J ♀; PAS-Färbung)

Lumen

Basalmembran

Schleim

Plattenepithelmetaplasie
des respiratorischen Epithels

Übersicht der entzündlichen Veränderungen
(Asthma bronchiale; 14 J ♀; Masson Goldner)

Schleimmassen mit Entzündungszellen

Haufen eos. Granulozyten

typ. Epithel-hyperplasie und -metaplasie

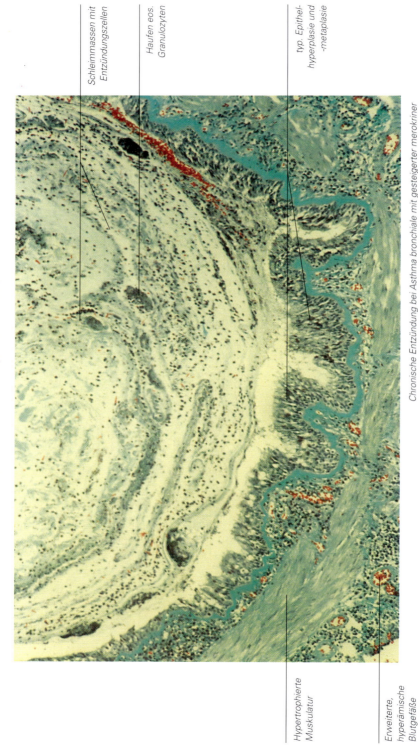

Hypertrophierte Muskulatur

Erweiterte, hyperämische Blutgefäße

Chronische Entzündung bei Asthma bronchiale mit gesteigerter merokriner Sekretion der Becherzellen (die Becherzellen werden im Sinne einer merokrinen Sekretion in das Lumen entleert).

Hypersekretion der Bronchialdrüsen bei Asthma bronchiale
(Asthma bronchiale; 14 J ♀; Elastica v. Gieson)

Deutlich sind die geschwollenen sekretionsbereiten Drüsen zu sehen

Übersicht: Deutliche ungleichmäßige Erweiterung der Alveolen bei Asthma bronchiale

(Emphysematöse Veränderungen sind kein Privileg des alten Asthmatikers)

(Asthma bronchiale; 14 J ♀; Elastica v. Gieson)

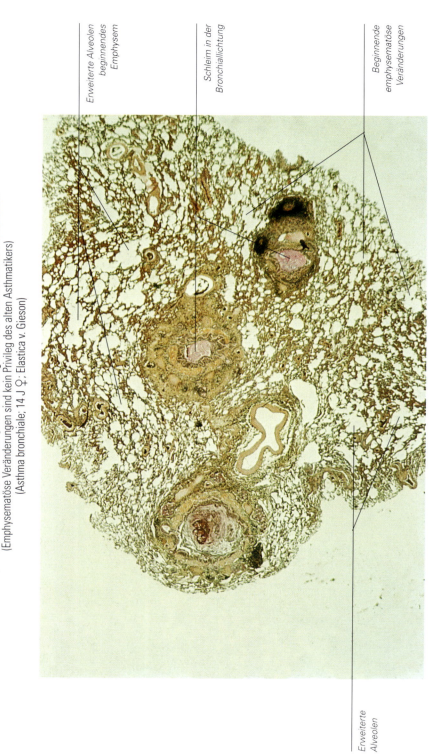

Erweiterte Alveolen
beginnendes
Emphysem

Schleim in der
Bronchiallichtung

Beginnende
emphysematöse
Veränderungen

Erweiterte
Alveolen

Beginnende Zerstörung von Lungengewebe beim jugendlichen Asthmatiker.
Emphysematöse Veränderungen treten nicht erst beim alten Asthmatiker auf.

Hypertrophie der Bronchialwand-Muskulatur
(Asthma bronchiale; 14 J ♀; Hämatoxylin-Eosin-Färbung)

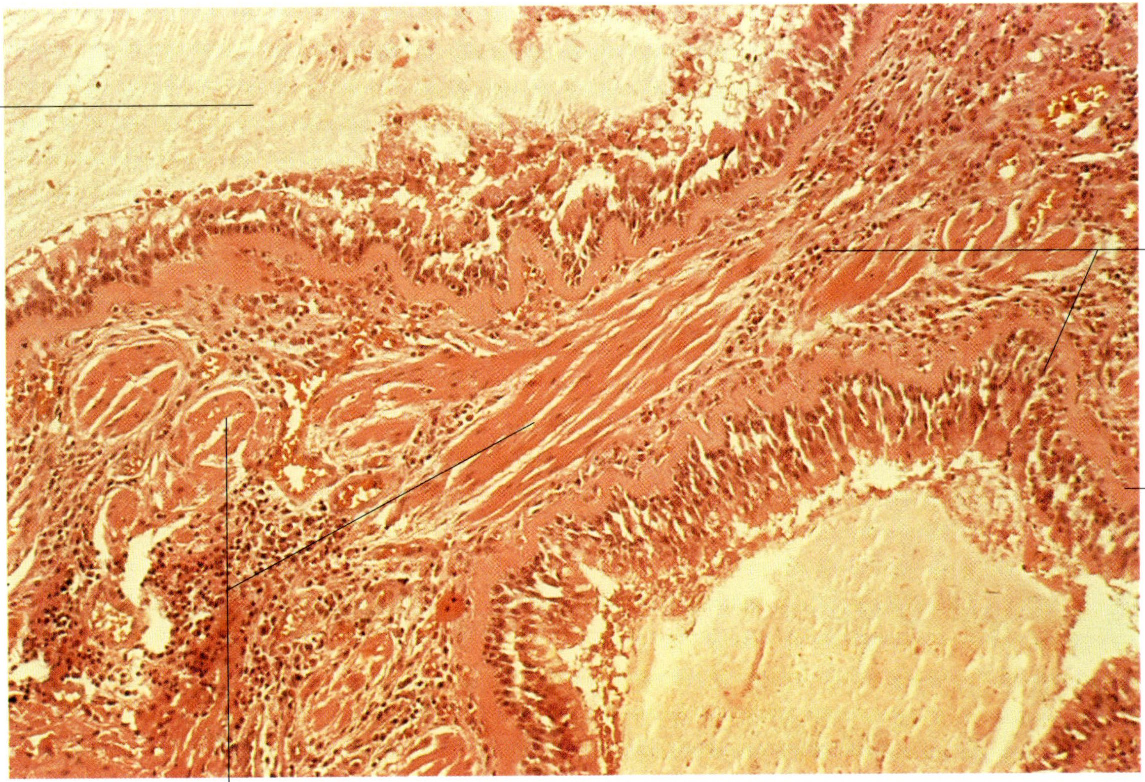

Infiltration von
Entzündungszellen

Basalmembran
deutlich verdickt

Deutliche Hypertrophie der glatten Muskulatur in der Bronchialwandung.
Die Bronchialmuskulatur muß infolge zahlloser Spasmen Schwerstarbeit
leisten und hypertrophiert.

Lumen komplett
verlegt mit glasigem
zähen Schleim

33

Chronische Entzündung mit Bronchialwandinfiltration
(Asthma bronchiale; 14 J ♀; Elastica v. Gieson Färbung)

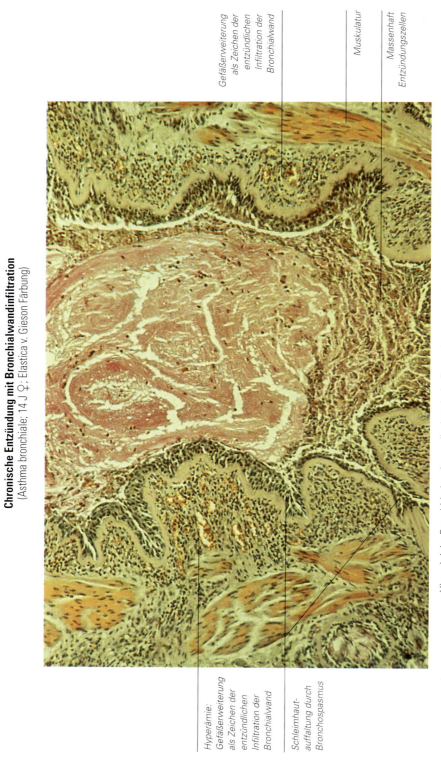

Gefäßerweiterung als Zeichen der entzündlichen Infiltration der Bronchialwand

Muskulatur

Massenhaft Entzündungszellen

Hyperämie: Gefäßerweiterung als Zeichen der entzündlichen Infiltration der Bronchialwand

Schleimhaut-auffaltung durch Bronchospasmus

Hier wird der Bronchitischarakter – die dauerhafte Entzündung beim Asthma – besonders deutlich

DAS GIEMENDE KIND –
»THE WHEEZING CHILD«.

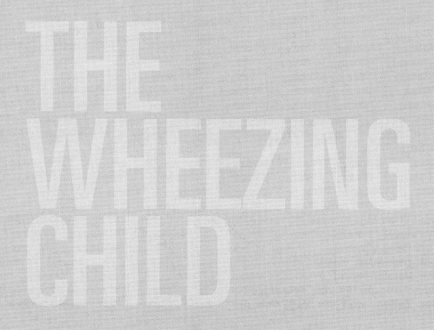

Der »giemende Husten« ist mittlerweile als eines der ersten Frühsymptome einer möglichen asthmatischen Erkrankung anerkannt. Nachfolgend wird nur von »wheezing« gesprochen, weil der englische lautmalerische Ausdruck dem Autor als derzeit bestmöglicher Begriff erscheint.

Es gibt im Kindesalter eine große Ursachenpalette für »wheezing«; beileibe nicht jedes »wheezing« spricht für ein kindliches Asthma bronchiale. Eine unpräzise Begriffsbestimmung, die allerdings in der Natur der Sache liegt, macht dieses Symptom auch literarisch nicht gerade leichter verwendbar.
Ähnlich schwierig ist es, zwischen kindlichem Asthma bronchiale und obstruktiver Bronchitis zu unterscheiden.

Anatomische und physiologische Besonderheiten der kindlichen Atmung

Um den Begriff »wheezing« besser verstehen zu können, muß man sich vor Augen halten, daß es eine ganze Reihe von anatomischen und physiologischen Unterschieden im Aufbau der kindlichen Atemwege gibt, so man sie mit denen der Erwachsenen vergleicht.
Ein Umstand, der leicht übersehen wird, von dem aber viele therapeutische Konsequenzen abhängen. Die peripheren Atemwege des Säuglings oder Kleinkindes sind im Verhältnis deutlich enger als die der Erwachsenen, was eine größere »airway resistance« zur Folge hat. Der relative Mangel an elastischen Fasern ist ein weiterer Grund für ein Phänomen, vielfach als »early airway closure« bezeichnet.
Sogar während normaler Atmung kommt es aufgrund der Enge der pulmonalen Endstrombahn zum frühzeitigen Verschluß ganzer Sektionen der Atemwege mit einem relativ hohen Verlust an Lungenvolumen, das dann nicht mehr Anteil an der normalen Perfusions-Ventilations-Relation hat.
Auch bei gesunden Kleinkindern findet sich eine Verschiebung des Atemwegsepitheliums zugunsten der sekretproduzierenden Zellen, was ein Vergleich des kindlichen Bronchialbaums mit dem von Erwachsenen zeigt.
Zusätzlich weisen die Mikrostrukturen Besonderheiten auf. Bei Säuglingen und Kleinkindern sind Größe und Anzahl der sog. Kohnschen Poren sowie der Lambertschen bronchoalveolären Kanäle geringer, mit der Folge, daß so gut wie keine Lateralventilation stattfinden kann und der Atelektaseneigung durch eine respiratorische Erkrankung Vorschub geleistet wird. Das Perfusions-Ventilations-Verhältnis wird zusätzlich negativ verändert.
Berücksichtigt man diese Faktoren, so wird klar, weshalb eine Bronchiolitis im Säuglingsalter oder eine sog. obstruktive Bronchitis im Kleinkindesalter so gefährlich sein kann.

Da bei Säuglingen und Kleinkindern der Rippenverlauf weitgehend horizontal ist und sich dieser Zustand während der Kindheit und des Größerwerdens nur schrittweise ändert, finden wir im Verhältnis zum Erwachsenen eine relativ ineffiziente und vor allen Dingen zu schneller Ermüdung führende Atemarbeit der Rippen.
Zusätzlich hat das kindliche Zwerchfell deutlich weniger Typ-I-Muskelfasern, verglichen mit den Erwachsenen. Das heißt, das kleinkindliche Zwerchfell ermüdet rascher (Typ-I-Fasern = ermüdungsresistent).
All diese Gründe führen dazu, daß eine entzündliche Atemwegserkrankung im Kleinkindes- und Kindesalter deutlich dramatischer verläuft als in späteren Lebensabschnitten: Quantitative und qualitative Fehlproduktion von Bronchialsekret und entzündliche Schwellung können rasch zu Atelektasen und Hypoxämie führen, zumal die Kompensationsmöglichkeiten über eine Kollateralventilation und durch vermehrte Atemarbeit von Natur aus deutlich eingeschränkt sind.

Obwohl eine obstruktive Ventilationsstörung als Ursache für das »wheezing« bei Kindern weitaus an erster Stelle steht, sollte man nicht vergessen, daß eine Reihe von angeborenen oder erworbenen Gründen ebenfalls dieses charakteristische Atemwegsgeräusch hervorrufen können. Insbesondere dann,

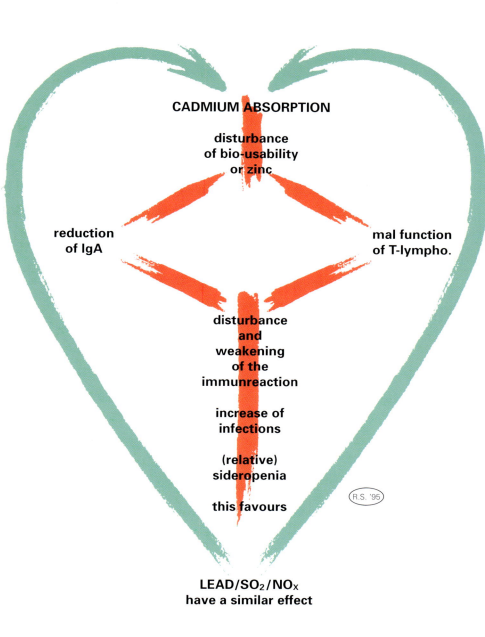

CADMIUM ABSORPTION

**disturbance
of bio-usability
or zinc**

**reduction
of IgA**

**mal function
of T-lympho.**

**disturbance
and
weakening
of the
immunreaction**

**increase of
infections**

**(relative)
sideropenia**

this favours

R.S. '95

**LEAD/SO$_2$/NO$_x$
have a similar effect**

Denkbare Interaktion zwischen Umweltbelastung und Infektanfälligkeit
am Beispiel der Cadmium-Absorption.
Der relative Eisenmangel begünstigt die Cadmium-Absorption.
Ähnliche Effekte gelten für Blei, SO$_2$, NO$_x$.

wenn »wheezing« bereits kurz nach der Geburt auftritt, sollte man an angeborene Fehlbildung denken, wie z.B. Bronchialzysten, Emphysem, Tracheomalazie, Tracheal- und Bronchialstenosen bis hin zur tracheoösophagealen Fistel mit möglichem Gefäßring. Erste Anzeichen einer Mukoviszidose mit quantitativer und qualitativer Fehlproduktion von Bronchialsekret (neben anderen klinischen Signalen wie Fettstühlen selbstverständlich) oder eine Aspiration sind ebenfalls zu bedenken.

Bronchiolitis

Da die Bronchiolitis – eine der schwerwiegendsten Erkrankungen der Atemwege – vorwiegend im Säuglingsalter auftritt, soll an dieser Stelle kurz darauf eingegangen werden. Ihr Hauptmerkmal ist die Entzündung und das Ödem der Bronchiolen. Wenn dann noch aufgrund der besonderen kindlichen Situation eine quantitative und qualitative Fehlproduktion von Bronchialsekret dazu kommt, kann es schnell zu ausgedehnten Obstruktionen kommen. Charakteristisch bei der Inspektion ist die ausgesprochen mühsame Atemarbeit des Säuglings.
Als Ursache findet sich in >90% eine RS-Virus-Infektion, am zweithäufigsten ist das Parainfluenzavirus vertreten. Noch seltener und morphologisch durch eine obliterative Bronchiolitis gekennzeichnet ist eine Adenovirusinfektion.
Analog zum Asthma gilt auch hier das Passivrauchen als zusätzlicher Risikofaktor.

Risikofaktor Rauchen

Der Zusammenhang zwischen elterlichen Rauchgewohnheiten und kindlichen Atemwegserkrankungen wurde in einer ganzen Reihe von Untersuchungen nachgewiesen. Speziell die Rauchgewohnheiten der Mutter – offensichtlich, weil sie dem Kind sehr viel näher ist als der Vater – scheinen einen großen negativen Einfluß zu haben.
Generell kann man sagen, daß die bronchiale Empfindlichkeit auf jegliche Art von Atemwegsreizen durch Passivrauchen deutlich erhöht wird. Es gilt als erwiesen, daß die Empfindlichkeit der kindlichen Atemwege von gesunden Kindern durch Passivrauchen innerhalb der Familie deutlich gesteigert werden kann. Passivrauchen hat ohne Zweifel einen enormen Einfluß hinsichtlich der Triggerungsfähigkeit kindlicher Atemwege in bezug auf die Anfälligkeit für Atemwegserkrankungen im allgemeinen und für das Asthma bronchiale im besonderen.
Eigene Untersuchungen an infektanfälligen Kindern belegen, daß passiv rauchende Kinder (Raucher in der Familie) ein deutlich erniedrigtes sekretorisches IgA im Vergleich zum Kollektiv der Kinder aus Nichtraucher-Familien haben. Das heißt – »the first line of defense« der Lunge ist geschwächt.

Asthma

Zur Ätiologie des Asthma bronchiale im Kindesalter

Es hat den Anschein, als ob eine genetische Prädisposition im Zusammenhang mit einer generellen Atopieprädisposition eine der Hauptursachen für das Asthma bronchiale seien. Zu den genetischen Zusammenhängen wurden in letzter Zeit eine Reihe von Studien veröffentlicht und Statements abgegeben, doch ist gegenwärtig eine klare Aussage zur genetischen Prädisposition nicht möglich.
Insbesondere die Zusammenhänge zwischen genetischer (atopischer) Disposition und äußeren Einflüssen, wie Umweltbelastung, lassen noch viele Fragen offen.
Wenn man den medizinstatistischen Untersuchungen glauben darf – was nicht so einfach ist, weil einheitliche Bewertungsmaßstäbe letztlich fehlen –, dann betrifft Asthma ca. 10% aller jüngeren Kinder. Schätzungsweise haben ca. 30% aller Asthmatiker ihre ersten Symptome im ersten Lebensjahr, ca. 50% während der ersten zwei Lebensjahre. Zusätzlich wurde eine zunehmende Asthmafrequenz beobachtet. In zwei Langzeitstudien über jeweils 15 Jahre konnte ein Zuwachs an Asthma-Symptomen von 5 auf 12% und eine Zunahme an »Dauer-Wheezing« von 17 auf 22% gezeigt werden. Hospitalisierungsraten

Passivrauchen und Infektanfälligkeit

Infektanfällige Kinder mit/ohne Raucher in der Familie
(sIgA-Verläufe)

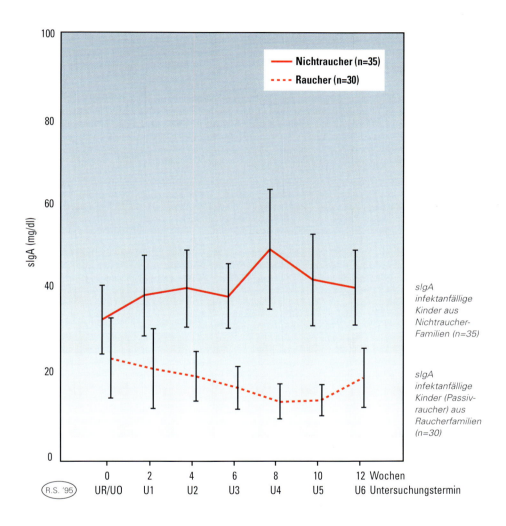

sIgA
infektanfällige
Kinder aus
Nichtraucher-
Familien (n=35)

sIgA
infektanfällige
Kinder (Passiv-
raucher) aus
Raucherfamilien
(n=30)

sIgA-Verläufe bei infektanfälligen Kindern.
Bei passiv rauchenden Kindern findet sich ein deutlich erniedrig-
ter sIgA-Spiegel. Da das sekretorische IgA (sIgA) die erste
Verteidigungslinie des MALT (Mukosa-assoziertes Immun-
system) ist, wird deutlich, welcher Einfluß dem Passivrauchen
zukommt. (Teilergebnis einer Untersuchung zu Luivac®)

speziell für Männer zeigen während der letzten Jahre steigende Tendenz.

Während die überwiegende Mehrheit der Asthmatiker ihre ersten Symptome in den ersten fünf Lebensjahren hatte, sind Erstmanifestationen im Erwachsenenalter eher selten. Ein Umstand, der insbesondere bei der Asthmaprävention, aber auch bei der Therapie mehr Beachtung finden müßte als bislang geschehen.

Es ist klinische Erfahrung, daß im Kindesalter Knaben weitaus häufiger betroffen sind als Mädchen. Studien sprechen von einem Verhältnis 1:2.

Schier unübersichtlich ist die Anzahl von Untersuchungen, die die Asthma-Prävalenz zwischen Kindern verschiedener Rassen, in Abhängigkeit vom mütterlichen Alter oder von der intrauterinen Belastung zum Gegenstand haben.

Allen gemeinsam ist, daß sie keine endgültige Aussage zulassen, sei es aufgrund der Unvergleichbarkeit der Bevölkerungsgruppen oder anderer methodischer Fehler oder sei es, weil der Krankheitswert möglicher gemessener Substanzen eher individuell, denn generell festgelegt werden kann.

Ergebnisse hoch-sensibler Meßtechniken lassen keine definitiven Schlußfolgerungen für den Krankheitswert ziehen. Andererseits wird damit einer breit gefächerten Diskussion Tür und Tor geöffnet und es ermöglicht auch, einer ideologiebeladenen Argumentation mit scheinbar objektiven Zahlen zusätzlich Gewicht zu verleihen.

Allergien

Insbesondere Nahrungsmittelallergien sind im Kindesalter nichts Ungewöhnliches. Inwieweit solche allergischen Grunderkrankungen respiratorische Resultate zeitigen, ist mit Ausnahme des eindeutig allergiegetriggerten Asthmas völlig unklar.

Mit anderen Worten: Derzeit kann aus einer möglichen Kuhmilchallergie keineswegs auf eine spätere asthmatische Erkrankung geschlossen werden.

Nach Erfahrung des Autors sind diätetische Maßnahmen im Kindesalter kein zuverlässi-

ges Instrument, um ein Asthma bronchiale zu verhindern oder auch nur entscheidend zu beeinflussen.

Der »allergologische Sündenfall« im Kleinkindesalter scheint der Genuß von rohem Ei zu sein, ferner der Gebrauch von Gegenständen, wie Roßhaar-, Seegras- und Kokos-Matratzen, und Schaffellen im Kinderbett.

Das infektgetriggerte Asthma scheint nicht nur aufgrund klinischer Erfahrungen den »dicksten Brocken« der Ursachen auszumachen. Studien sprechen davon, daß bis zu 50% der Asthma-Attacken im Kindesalter auf eine virale respiratorische Infektion zurückzuführen seien. Epidemiologische Untersuchungen und klinische Erfahrungen stützen die These, daß Virusinfektionen in engem kausalen Zusammenhang mit der Ausbildung eines hyperreagiblen Bronchialsystems im allgemeinen und die Ursache für das typische Symptom »wheezing« im besonderen darstellen. Verglichen dazu sind nur etwa 10% der Erwachsenen davon betroffen. Es gibt Untersuchungen, die besagen, daß während der ersten 24 Lebensmonate von 100 Kindern jährlich bis zu 11% ein virusinduziertes »wheezing« aufweisen.

Die Prävalenz der viralen Infektionen ist jedoch stark von den sozioökonomischen Gegebenheiten der Kinder abhängig.

Weiterführende Literatur

American Academy of Pediatrics (1987) Ribavirin therapy of respiratory syncytial virus. Pediatrics 79: 475–478

Anderson HR (1989) Is the prevalence of asthma changing? Arch Dis Child 64: 172–175

Aubier M, DeTroyer A, Sampson M (1981) Aminophylline improves diaphragmatic contractility. N Engl J Med 305: 249–252

Barnes P (1989) New concepts in the pathogenesis of bronchial hyperresponsiveness and asthma. J Allergy Clin Immunol 83: 1013–1025

Bertrand JM, Riley SP, Popkin J, Coates, AL (1985) The long-term pulmonary sequelae of prematurity: the role of familial airway hyper-reactivity and the respiratory distress syndrome. N Engl J Med 312: 742–745

Bisgaard G, Munch SL, Nielson JP et al (1990) Inhaled budesonide for the treatment of recurrent wheezing in early childhood. Lancet 336: 649–651

Blanchard PW, Brown TM, Coates AL (1987)

Pharmacotherapy in bronchopulmonary dysplasia. Clin Perinatol 14: 881–909

Bock SA (19869 A critical evaluation of clinical trials in adverse reactions to food in children. J Allergy Clin Immunol 78: 165–174

Boyden EA (1967) Notes on the development of the lung in infancy and early childhood. Am J Anat 121: 749–762

Bryan AC, Mansell AL, Levison H (1977) Development of the mechanical properties of the respiratory system. In: Hodson W (ed) Development of the lung. Marcel Decker, New York

Burr ML, Butland B, King S, Vaughan-Williams E (1989) Changes in asthma prevalence: two surveys 15 years apart. Arch Dis Child 64: 1452–1456

Canny G, Levison H (1990) Childhood asthma: a rational approach to treatment. Ann Allergy 64: 406–416

Cogswell JJ, Halliday DF, Alexander JR (1982) Respiratory infections in the first year of life in children at risk of developing atopy. Br Med J 284: 1011–1013

Connor WT, Dolovich MB, Frame RA, Newhouse MT (1989) Reliable salbutamol administration in 6–36 month old children by means of a metered dose inhaler and aerochamber with mask. Pediatr Pulmonol 6: 263–267

DeJongste JC, Kerrebijn KF (1990) Asthma: mechanisms and management. Curr Opinion Pediatr 2: 453–458

Filler RM, Buck JR, Bahoric A, Steward DJ (1982) Treatment of segmental tracheomalacia and bronchomalacia by implantation of an airway splint. J Pediatr Surg 17: 597–603

Filler RM, Rosselo PJ, Lebowitz RL (1976) Life threatening anoxic spells caused by tracheal compression after repair of esophageal atresia; correction by surgery. J Pediatr Surg 11: 739–748

Fireman P (1988) Otitis media and its relationship to allergy. Pediatr Clin North Am 35: 1075–1091

Freigang B, Ashford DR (1990) Adrenal cortical function after long term aerosol steroid therapy in early childhood. Ann Allergy 64: 342–344

Groothius JR, Woodin KA, Katz R et al (1990) Early ribavirin treatment of respiratory syncytial viral infection in high-risk children. J Pediatr 117: 792–798

Gupta SK, Wagener JS, Erenberg A (1990) Pulmonary mechanics in healthy term neonates; variability in measurements obtained with a computerized system. J Pediatr 117: 603–606

Henderson AT, Clyde WA (1978) The etiologic and epidemiologic spectrum of bronchiolitis in pediatric practice. J Pediatr 95: 183–190

Henderson FW, Clyde WA, Collier AM et al (1979) The etiologic and epidemiologic spectrum of bronchiolitis in clinical practice. J Pediatr 95: 183–190

Hodges IG, Milner AD, Groggins RC, Stokes GM (1982) Causes and management of bronchiolitis with chronic obstructive features. Arch Dis Child 57: 495–499

Hogg JC, Williams J, Richardson JB et al (1970) Age as a factor in the distribution of lower airway conductance and in the pathologic anatomy of obstructive lung disease. N Engl J Med 282: 1283–1287

Hughes DM, LeSouöf PN, Landau LI (1987) Effect of salbutamol on respiratory mechanics in bronchiolitis. Pediatr Res 22: 83–86

Isles AF, Newth CJL (1985) Respiratory pharmacology. In: MacLeod S, Raddle IC (eds) Textbook of pediatric clinical pharmacology. Massachusetts: PSG Publishing, 188–208

Keens T, Bryan AC, Levison H et al (1977) Development of fatigue resistant muscle fibers in the human diaphragm and intercostal muscles. Physiologist 20: 50–54

Kerribijn KF (1990) Use of topical corticosteroids in the treatment of childhood asthma. Am Rev Respir Dis 411: 577–81

Landau LI (1990) New diagnostic approaches to lung disease. Curr Opinion Pediatr 2: 487–494

Lenny W, Milner AD (1978) Alpha and beta adrenergic stimulants in bronchiolitis and wheezy bronchitis in children under 18 months of age. Arch Dis Child 53: 707–709

Lenny W, Milner AD (1980) At what age do bronchodilators work? Arch Dis Child 58: 279–283

Li TC, O'Connell E (1987) Viral infection and asthma. Ann Allergy 59: 321–331

Magnussen CG (1986) Maternal smoking influences cord serum IgE and IgD levels and increases the subsequent risk for allergy. J Allergy Clin Immunol 78: 898–904

Mallol J, Barrueto L, Girardi G et al (1987) Use of nebulized bronchodilator in infants under 1 year of age: analysis of four forms of therapy. Pediatr Pulmonol 3: 298–303

Mallory GB jr, Motoyama EK, Koumbourlis AC, Mutich RL, Nakiayama D (1989) Bronchial reactivity in infants with respiratory failure with viral bronchiolitis. Pediatr Pulmonol 6: 253–259

Martinez FD, Antognoni G, Macri F, Bonci E, Midulla F, DeCastro G, Ronchetti R (1988) Parental smoking enhances bronchial responsiveness in 9 year old children. Am Rev Respir Dis 138: 518–523

Matsuba K, Thurlbeck WM (1972) Increased mucus glands in normal children compared to adults. Am Rev Respir Dis 105: 708–710

Minor TE, Baker JW, Dick EC et al (1974) Greater frequency of viral respiratory infection in asthmatic children compared to non-asthmatic siblings. J Pediatr 85: 472–477

Minor TE, Dick EC, Baker JW et al (1976) Rhinovirus and influenza type A infection as precipitants of asthma. Am Rev Respir Dis 113: 149–153

Minor TE, Dick EC, deMeo AN et al (1974) Viruses as precipitants of asthmatic attacks in children. J Am Assoc Med 227: 292–298

Morgan WJ, Geller DE, Tepper R, Taussig LM (1988) Partial expiratory flow volume curves in infants and young children. Pediatr Pulmonol 5: 232–243

National Heart, Lung, and Blood Institute National Asthma Education Program Expert Panel Report (1991) Guidelines for the diagnosis and management of asthma. Pediatr Asthma Allergy Immunol 5: 57–188

Newth CJL (1979) Recognition and management of respiratory failure. Pediatr Clin North Am 26: 617–644

Newth CJL, Lipton MJ, Gould RG, Stretton M (1990) Varying tracheal cross-sectional area during respiration in infants and children with suspected upper airway obstruction by computed cinetomography scanning. Pediatr Pulmonol 9: 224–232

Newth CJL, Newth CV, Turner JAP (1982) Comparison of nebulized sodium cromoglycate and oral theophylline in controlling symptoms of chronic asthma in preschool children. Aust NZ J Med 12: 232–238

Nielson CP, Crowley JJ, Morgan ME, Vesta RE (1988) Polymorphonuclear leukocyte inhibition by therapeutic concentration in theophyllin is medicated by cyclic-3',5'-adenosine monophosphate. Am Rev Resp Dis 137: 25–30

Northway WH, Moss RB, Carlisle KB et al (1990) Late sequelae of bronchopulmonary dysplasia. N Engl J Med 323: 1793–1799

O'Brodovich H, Mellins RB (1985) Bronchopulmonary dysplasia: unresolved neonatal acute lung injury. Am Rev Respir Dis 132: 694–709

O'Callaghan C, Milner A, Swarbrick A (1989) Spacer device with face mask attachment for giving bronchodilator to infants with asthma. Br Med J 289: 160–161

O'Callaghan C, Milner AD, Swarbrick A (1988) Nebulized salbutamol does have a protective effect on airways in children under 1 year of age. Arch Dis Child 63: 479–483

Orenstein SR, Orenstein DM (1988) Gastroesophageal reflux and respiratory disease in childhood. J Pediatr 112: 847–856

Pagtakhan RD, Wohl ME, Chernick V (1979) Bronchiolitis. Semin Respir Dis 1: 123–130

Parkes ES, Golding J, Carswell F et al (1986) Preschool wheezing and prognosis at 10 years of age. Arch Dis Child 61: 642–646

Passive smoking-bronchial responsiveness and atopy [editorial]. Am Rev Respir Dis (1988) 138: 507–509

Phelan PD (1989) Bronchiolitis: current concepts and controversies. Curr Ther (Aust): 75–80

Phelan PD, Landau LI, Olinsky A, eds (1990) Respiratory illness in children, 3rd ed. Blackwell, Melbourne

Polgar G, Weng TR (1979) Functional development of the respiratory system. Am Rev Respir Dis 1120: 625–695

Portnoy L, Aggarwal J (1988) Continuous terbutaline nebulization for the treatment of severe exacerbations of asthma in children. Ann Allergy 60: 368–371

Prendiville A, Green S, Silverman M (1987) Paradoxical response to nebulized salbutamol in wheezy infants assessed by partial expiratory flow volume curves. Thorax 42: 86–91

Pullan CR, Hey EN (1982) Wheezing, asthma, and pulmonary dysfunction 10 years after infection with respiratory syncytial virus infection in infancy. Br Med J 284: 1665–1669

Rachelefsky G, Siegel S (1985) Asthma in infants and children. J Allergy Clin Immunol 3: 3–17

Reisman J, Galdes-Sebalt M, Kazim F, Canny G, Levison H (1988) Frequent administration by inhalation of salbutamol and ipratropium bromide in the management of acute severe asthma in children. J Allergy Clin Immunol 81: 16–20

Ribavirin therapy for respiratory syncytial virus infection [symposium]. Pediatr Infect Dis 1990; 9:9 (suppl)

Rotschild A, Solimano A, Puterman M, Smyth J, Sharma A, Albersheim S (1989) Increased compliance in response to salbutamol in premature infants with developing bronchopulmonary dysplasia. J Pediatr 115: 984–991

Schatz M, Zeiger RS, Hoffman CP, Saunders BS, Harden KM, Forsythe AB (1991) Increased transient tachypnea of the newborn in infants of asthmatic mothers. Am J Dis Child 145: 156–158

Schneider L (1990) Recent advances in pediatric allergy. Curr Opinion Pediatr 2: 947–953

Schwartz J, Gold D, Dockery DW, Weiss S, Speizer FE (1990) Predictors of asthma and persistent wheeze in a national sample of children in USA. Am Rev Respir Dis 142: 555–562

Shokat M, Levy G, Levy I, Schonfeld T, Merlob P (1989) Transient tachypnoea of the newborn and asthma. Arch Dis Child 64: 277–279

Shuh S, Canny G, Reisman J et al (1990) Nebulized albuterol in acute bronchiolitis. J Pediatr 117: 633–637

Skoner D, Calliguri L (1988) The wheezy infant. Pediatr Clin North Am 35: 1011–1030

Sly PD, Lanteri CJ, Raven JM (1991) Do wheezy infants respond to inhaled salbutamol? Pediatr Pulmonol 10: 36–39

Smith GJ, Cooper DM (1981) Laryngomalacia and inspiratory obstruction in later childhood. Arch Dis Child 56: 345–349

Staugas R, Martin J. Binns G, Steven IM (1985) The significance of fat-laden macrophages in the diagnosis of aspiration associated with gastro-esophageal reflux. Aust Paediatr J 21: 275–277

Storr J, Barry W, Barrell E, Lenney W (1987) Effect of a single oral dose of prednisolone in acute childhood asthma. Lancet 8538: 879–881

Tabachnik E, Levison H (1981) Infantile bronchial asthma. J Allergy Clin Immunol 67: 339–347

Warner JO, Götz M, Landau LI et al (1989) Management of asthma: a consensus statement. Arch Dis Child 64: 1065–1079

Weinberger M (1989) Anti-asthmatic therapy in children. Pediatr Clin North Am 36: 1251–1284

Welliver RC, Sun M, Rinaldo D, Ogra PL (1986) Protective value of respiratory syncytial virus-specific IgE responses for recurrent wheezing following bronchiolitis. J Pediatr 109: 776–780

Williams H, McNicol KN (1969) Prevalence, natural history, and relationship of wheezy Bronchitis and asthma in children: an epidemiological study. Br Med J 4: 321–333

Young S, LeSouëf PN, Gellhoed GC et al (1991) The influence of a family history of asthma and parental smoking on airway hyper-responsiveness in early infancy. N Engl J Med 324: 1168–1173

ASTHMA UND SCHWANGERSCHAFT

ASTHMA UND
SCHWANGER-
SCHAFT

Es gibt nur wenige Situationen in der Medizin, die die heikle Balance zwischen Nutzen und Risiko einer medikamentösen Therapie besser charakterisieren als die Schwangerschaft einer kranken Frau. Prinzipiell beinhaltet die Einnahme jedweder Medikamente während der Schwangerschaft auch die Akzeptanz von möglichen Risiken: jede Medikation muß sorgfältig abgewogen werden nach dem Motto – möglichst geringe Nebenwirkung bei größtem Erfolg (Wohlbefinden). **Für die Asthmatikerin hieße das im Idealfall: vorausschauende Planung einer Schwangerschaft. Denn stabile soziale und psychologische Verhältnisse tragen wesentlich zum Erfolg einer notwendigen medikamentösen Therapie bei.**

Das Grundproblem des Asthmas, insbesondere wenn es klinisch evident ist, ist die Hypoxämie. Das wiederum bedeutet für den Fall der Schwangerschaft schädigende Einflüsse auf Mutter und Kind.
Ziel der medikamentösen Therapie während der Schwangerschaft muß es sein, das Risiko einer Hypoxämie zu eliminieren – zum Nutzen von Mutter und Kind.
Wenn eine medikamentöse Therapie angezeigt ist, muß neben ihrer Effektivität die Nebenwirkung zum einen für die Patientin selbst (Mutter) und zum anderen für das heranwachsende Kind (Fetus) so gering wie möglich sein, was für den Therapeuten bedeutet, daß er über die Wirkweise der verordneten Medikamente bestens Bescheid wissen muß.

Tatsächlich sind bei ca. 70% sämtlicher fetaler Entwicklungsschäden die Ursachen unbekannt. Dieser hohe Prozentsatz medizinisch nicht sicher erklärbarer kongenitaler Defekte eröffnet ein weites Feld für Spekulationen. Das zunehmende Bedürfnis nach forensischer Sicherheit zwingt den Therapeuten geradezu, insbesondere bei Medikamenten, die er in der Schwangerschaft einsetzt, ein umfassendes Detailwissen anzustreben.

Nahezu jede chemische Substanz, die beim Menschen als teratogen bekannt ist, zeigt auch bei mindestens einer – in der Regel aber bei mehreren – Tierspezies im Labor Teratogenität.

Sicherlich sind Tierversuche nicht uneingeschränkt auf Menschen zu übertragen. Trotzdem müssen solche Nebenwirkungen im Tierversuch als höchst bedenklich für den Menschen angesehen werden und damit kann bis zum Beweis des Gegenteils der Umkehrschluß erlaubt sein:
Teratogenität im Tierversuch impliziert mögliche Teratogenität beim Menschen.
Wenn bei Ratten oder Mäusen im Test keine Nebenwirkungen auftreten, ist dies jedoch nicht gleichbedeutend damit, daß ein Medikament auch sicher ist. Unvergessen bleibt die tragische Thalidomid-Affäre aus den 50er Jahren, wo Tierversuche eine fatale Sicherheit vorgetäuscht haben.
In einer Studie (Jelovsek et al.) konnte nachgewiesen werden, daß auf der Basis von Tierversuchen 75% positiver teratogener Wirkung am Menschen vorausgesagt werden konnten. Nichtsdestotrotz verbleiben damit immerhin noch 25% falsch-negativer Resultate, und das, obwohl bei Ratten die teratogenetische Periode ca. 10 Tage der 21 Tage Gesamtgestation (also 50%) beträgt. Beim Menschen geht man von ca. 40 Tagen teratogenetischer Periode aus, das bedeutet bei einer Gesamtgestationszeit von 280 Tagen nur etwa 14%.

Der negative Effekt von Medikamenten auf den sich entwickelnden Fetus ist jedoch nicht beschränkt auf Anomalien oder gar Tod. Mittlerweile ist recht gut bekannt, daß Medikamente, die während der Schwangerschaft verabfolgt wurden, durchaus einen Einfluß auf das Kind haben können, der sich unter dem Obergriff »funktionelle Störung« subsumieren läßt. Wir sind jedoch weit davon entfernt, selbst für weiche und harte Drogen, wie Alkohol und Heroin, im einzelnen vorhersagen zu können, wie weit die Schädigung des Kindes gehen kann.
**Allgemein läßt sich folgende Formulierung treffen: Der schädigende Effekt einer Substanz hängt zunächst von der Substanz selbst ab, sodann von der Dosis und von dem Zeitpunkt ihrer Einwirkung und – last but not least – von der individuellen Empfindlichkeit des Geschädigten.
Probleme einer Therapie während der**

Schwangerschaft lassen sich beispielhaft vor dem Hintergrund der Tatsache aufzeigen, daß Kortikoide unabhängig davon, ob sie inhalativ, oral oder per injectionem verabreicht werden, prinzipiell intrazellulär wirken.

Säure-Basen-Haushalt während der Schwangerschaft

Es gilt folgende Einteilung: Schwangerschaftsalkalose – Geburtsazidose – Wochenbettalkalose. Die respiratorische Alkalose während der Schwangerschaft ist insofern sinnvoll, weil sie das Druckgefälle zwischen Mutter und Kind vergrößert und damit den diaplazentalen CO_2-Austausch erleichtert. Die Hyperventilation während der Schwangerschaft ist hormonal ausgelöst.

Medikamentenmetabolismus

Wir wissen heute, daß eine Reihe negativer Einwirkungen auf den Fetus letztlich nicht von dem eingenommenen Medikament der Mutter direkt herrührt, sondern von deren mehr oder weniger toxischen Stoffwechselzwischenprodukten. Oxidative Zwischenprodukte wie Epoxide sind hochreaktiv und können in der Anbindung an embryonale oder fetale Nukleinsäuren die normale Entwicklung erheblich stören oder ganz unterbinden. Daß der Metabolismus speziesabhängig ist, zeigt das fatale Beispiel von Thalidomid.

Auch die mittlerweile gut bekannte Teratogenität von einigen Antikonvulsiva ist auf toxische Stoffwechselzwischenprodukte zurückzuführen. Es ist gut vorstellbar, daß antikonvulsive Kombinationspräparate möglicherweise aufgrund ihrer aufwendigeren Metabolisierung toxischer wirken können als Monosubstanzen. Eine kürzlich veröffentlichte Studie (Lindhout et al.) über solche Präparate und ihre Wirkung während der Schwangerschaft lassen diesen Schluß zu. Die negativen Ergebnisse lagen etwa achtmal so hoch wie bei einer Monotherapie.

Pharmakokinetik während der Schwangerschaft

Die Pharmakokinetik während einer Schwangerschaft unterscheidet sich in wesentlichen Punkten von der Pharmakokinetik eines Medikaments, wenn keine Schwangerschaft vorliegt. **Beispielsweise steigt die Zeit der Magenpassage von durchschnittlich 30 Minuten bei der Nichtschwangeren auf bis zu 130 Minuten bei der Schwangeren an. Die Dünndarmpassage ist ebenfalls verlängert. Aufgrund des vergrößerten inspiratorischen Minutenvolumens ergeben sich Konsequenzen, z.B. für Dosieraerosole.**

Verteilung

Während der Schwangerschaft nimmt das Körperwasser um ca. 8 l zu; sind Ödeme vorhanden, sogar noch deutlich mehr. Das Plasmavolumen steigt um ca. 50% und das Herzschlagvolumen um ca. 30%.
Dieser physiologische Volumenzuwachs hat logischerweise eine geringere Plasmakonzentration einer definierten Medikamentendosis zur Folge. Die Verteilung der Medikamente ist auch von ihrer Fettlöslichkeit und vom Gesamtkörperfett abhängig; **während einer Schwangerschaft wächst das Körperfett um ca. 3–4 kg an.**
Die Plasmaalbuminkonzentration fällt deutlich ab, besonders im letzten Drittel, was nicht ohne Folgen für die Medikation bleibt. Da nur die ungebundene Fraktion eines Medikaments biologisch aktiv ist und aufgrund des erniedrigten Plasmaalbumins eine geringere Bindungskapazität zur Verfügung steht, kann der therapeutische Effekt deutlich beeinflußt werden.

Ausscheidung

Während der Schwangerschaft wächst die glomeruläre Filtrationsrate um ca. 50%. Das bedeutet praktisch auch einen Anstieg der Kreatininclearance auf fast das Doppelte.
In der 26. SSW steigt der renale Plasmafluß um ca. 80%, um dann kurz vor der Geburt immer noch um 60% über dem von Nicht-

schwangeren zu liegen. Für die Praxis bedeutet das eine deutlich gesteigerte Medikamentenclearance durch die Nieren.

Ebenso steigt die Stoffwechseltätigkeit der Leber aufgrund der höheren Progesteronkonzentration. Während wasserlösliche Medikamente in der Regel unverändert durch die Nieren ausgeschieden werden können, müssen fettlösliche Medikamente in der Leber metabolisiert werden, bevor sie mit der Galle oder im Urin ausgeschieden werden können. Die Erhöhung der Stoffwechselrate der Leber bedeutet letztlich eine Erniedrigung der Plasmamedikamentenkonzentration im Verhältnis zur Dosierung.

Beim Theophyllin z.B. führen die veränderten Verhältnisse während der Schwangerschaft zu einem deutlich erhöhten Plasmaspiegel speziell im letzten Drittel. Die Toxizitätsgrenze kann leicht erreicht werden.

Plazentagängigkeit

Alle die Eigenschaften, die Medikamente haben müssen, um möglichst rasch und effektiv in ausreichender Konzentration an ihren Wirkort zu gelangen, machen sie auf der anderen Seite ebenso plazentagängig.

Wesentliche Faktoren dabei sind Molekulargewicht, Ionisation, Proteinbindungskapazität und Fettlöslichkeit.

Substanzen mit einem Molekulargewicht von weniger als 100 passieren problemlos biologische Membranen, völlig unabhängig von ihrer Fettlöslichkeit. Substanzen mit einem Molekulargewicht von 1000 und mehr sind hingegen nicht in der Lage, die Plazentaschranke zu passieren, auch wenn sie hoch fettlöslich sind. Nichtionisierte Moleküle passieren die Plazentaschranke schneller und besser als ionisierte Moleküle.

Da während der Schwangerschaft ein deutlicher Abfall des mütterlichen Albumins und ein Anstieg der fetalen Albuminkonzentration zu verzeichnen sind, kann es bei Medikamenten in Abhängigkeit von ihrer Proteinbindung zu unterschiedlichen Konzentrationen bei Mutter und Kind kommen, zumal nur die ungebundene Fraktion des Medikaments die Plazentaschranke passieren kann.

Medikamente und Muttermilch

Generell gilt, daß nur der nicht-proteingebundene Anteil der Medikamente in die Muttermilch gelangen kann: Medikamente mit hoher Proteinbindung treten weniger in die Muttermilch über, gegenüber solchen, die eine geringe Proteinbindung haben.

Tatsächlich konnte gezeigt werden, daß nahezu alle von der Mutter eingenommenen Medikamente auch in der Muttermilch nachweisbar sind, i.a. in einer Konzentration <2% der Einnahmedosis. Die Fähigkeit eines Medikaments, in die Brustmilch zu penetrieren, hängt von der Fettlöslichkeit, der Ionisation und seiner Molekulargröße sowie von der Bindung an Milchproteine ab. Die Molekulargröße der meisten Medikamente ist jedoch kein Hindernis für die Passage, auch die größten Moleküle sind in der Lage, die Alveolarmembran in der Milchdrüse zu passieren, wobei nur der nicht-proteingebundene Anteil in der Muttermilch erscheint. Da der durchschnittliche pH der Muttermilch niedriger ist als der des mütterlichen Blutes, spielt die Ionisation der Moleküle eine Rolle. Auf diese Weise werden Basen z.B. ionisiert, wenn sie die relativ saure Milch erreichen. Man nennt diesen Vorgang die »Ionenfalle der Muttermilch«.

Schlußfolgerungen für die Applikation von Medikamenten während der Schwangerschaft

Da die Verhältnisse hinsichtlich der Resorption, Verteilung, Metabolisierung und Ausscheidung während der Schwangerschaft deutlich von der Norm (Nichtschwangerschaft) abweichen und damit eine Berechenbarkeit der Medikation wesentlich erschwert wird, **bleibt nur die Schlußfolgerung, daß die Inhalationstherapie für die Schwangere (und nicht nur für sie) der risikoärmste Weg ist.**

Durch die Kürze dieses Therapieweges werden eine Reihe von Unwägbarkeiten einfach ausgeschaltet. Verlängerte Magen-Darm-Passage oder veränderte Volumina des Herz-Kreislauf-Systems mit veränderten Plasmakonzentrationen spielen bei der Inhalationsapplikation keine Rolle mehr.

Lediglich das vergrößerte Minutenvolumen wäre theoretisch zu beachten, spielt jedoch bei der definierten Dosisabgabe von Dosieraerosolen keine Rolle und ist hinsichtlich der Dauerinhalation von DNCG problemlos. Bronchospasmolytische Inhalationszusätze stellen aufgrund ihrer Dosierbarkeit ebenfalls kein unwägbares Risiko dar.

Als zweitbeste Applikationsform wäre die parenterale Verabreichung von Medikamenten anzusehen. Da in kritischen Situationen ohnehin nicht darauf verzichtet werden kann, wäre man in der Schwangerschaft hinsichtlich der Applikation auch relativ sicher, was Dosis und Effektivität anbelangt.

Das wiederum bedeutet, daß während der Schwangerschaft die orale Medikation, insbesondere für kritische Situationen, obsolet ist. Zumal Magenverweildauer und damit das Resorptionsverhalten schwierig zu kalkulieren sind und letztlich hinsichtlich der Effektivität »viele Wünsche offen bleiben«.

Für die gebärfähige Asthmatikerin ist folgender Katalog aufzustellen:
Schon vor der Schwangerschaft sind stabile und tragfähige medizinische und soziale Verhältnisse herzustellen. Das beinhaltet im einzelnen:

– **Kontinuierliche Betreuung durch einen Therapeuten ihres Vertrauens.**
– **Detaillierte Aufklärung der Patientin über ihre Erkrankung, deren Ursachen und den vorgesehenen therapeutischen Weg.**
– **Minimierung des Therapierisikos durch langen therapeutischen Vorlauf vor der Schwangerschaft. Eine Schwangerschaft sollte deshalb möglichst geplant werden, was wiederum überschaubare, stabile soziale Verhältnisse voraussetzt.**
– **Strikte Vermeidung schädlicher Noxen: Rauchen, Allergene.**

Wenn diese Grundbedingungen erfüllt sind, wird es sicherlich leichter möglich sein, mit einer antientzündlichen inhalativen nichtsteroidalen Basistherapie den Grundstein für eine Schwangerschaft mit Risikominimierung (Hypoxämie) bei Asthma bronchiale zu legen.

Komplikationen

Auch unter stabilen therapeutischen Bedingungen kann es immer wieder zu Exazerbationen des Asthmas kommen. Sei es, daß die Patientin mit einem auslösenden Allergen massiv konfrontiert wird oder eine Atemwegsinfektion erleidet.

Solche Pulmonalerkrankungen sind zunächst meist viral bedingt. Aufgrund der besonderen Morphologie des Asthmapatienten kann es jedoch rasch zu einer bakteriellen Superinfektion kommen.

Insbesondere während einer Schwangerschaft sollte dann nicht gezögert werden, rasch und konsequent eine geeignete Antibiose durchzuführen.

Ca. 1/3 der Frauen berichten über eine Verschlechterung oder Exazerbation ihres Asthmas regelmäßig wenige Tage vor ihrer Menstruation.

Insbesondere sind Frauen mit einem graduell schwereren Asthma von diesem Phänomen betroffen. Hier wäre in Absprache mit dem behandelnden Gynäkologen der Einsatz hormoneller Antikonzeptiva zu erwägen.

Studien mit und an Schwangeren nach GCP-Norm sind aus naheliegenden Gründen schwer bzw. gar nicht durchzuführen.

Die alten mit DNCG durchgeführte Studien sind sicherlich hinsichtlich der Methode diskussionswürdig.

Hier muß, wie eingangs aufgezeigt, auf individuelle Nebenwirkungsmeldungen zurückgegriffen werden, zumal die Wirkung unstrittig ist.

Es erweist sich, daß bei der weltweiten Anwendung von DNCG und Nedocromil-Natrium in therapeutischen Dosen keine embryonalen Schäden zu erwarten sind und das verbleibende Restrisiko juristisch theoretisch ist.

Weiterführende Literatur

Adler AF, Davis MR (1986) Peripartum cardiomyopathy: Two case reports and a review. Obstet Gynecol Surv 41: 675–682
Akerlund M, Andersson KE (1976) Effects of terbutaline on human myometrial activity and endometrial blood flow. Obstet Gynecol 47: 529

Angell M (1990) The interpretation of epidemiologic studies. N Engl J Med 323: 823–825

Beck E, Robertson C, Galdes-Sebaldt M, Levison H (1985) Combined salbutamol and ipratropium bromide by inhalation in the treatment of severe asthma. J Pediatr 107: 605

Beitins IZ, Bayard F, Ances IG et al (1972) The transplacental passage of prednisone and prednisolone in pregnancy near term. J Pediatr 81: 936

Brenner BE (1983) Bronchial asthma in adults: presentation to the emergency department. Part II. Am J Emerg Med 3: 306–333

Buehler BA, Delimont D, Van Waes M, Finneli RH (1990) Prenatal prediction of risk of the fetal hydantoin syndrome. N Engl J Med 322: 1567–1572

Busse WW, Rood CE (1988) Asthma: definition and pathogenesis. In: Middleton E, Reed CE, Ellis EF et al (eds) Allergy: principles and practices, 3rd ed. CV Mosby, St Louis, 969–998

Carter BL, Driscoll CE, Smith GD (1986) Theophylline clearance during pregnancy. Obstet Gynecol 68: 555–559

Chai H, Farr RS, Froehlich LA et al (1975) Standardization of bronchial inhalation challenge procedures. J Allergy Clin Immunol 56: 323–327

Connelly TJ, Rhuo TI, Fredericksen MC, Atkinson AJ (1990) Characterization of theophylline binding to serum proteins in pregnant and nonpregnant women. Clin Pharm Ther 47: 68–72

Corrao WH, Brenner SS, Irwin RS (1979) Chronic cough as the sole presenting manifestation of bronchial asthma. N Engl J Med 300: 633–637

Coustan DR, Carpenter MW (1984) The use of medications in pregnancy. Med Times 112: 45–51

Crawford J (1980) Bronchospasm following ergometrine. Anesthesiology 35: 397

Davis M, Simmons CJ, Dordoni L et al (1973) Induction of hepatic enzymes during normal human pregnancy. J Obstet Gynaecol Br Commonw 80: 690–694

Doany W, Brinkman CR (1987) Antihypertensive drugs in pregnancy. Clin Perinatol 14: 783–806

Dunlop W (1981) Serial changes in renal haemodynamics during normal human pregnancy. Br J Obstet Gynaecol Br Commonw 88: 1–9

Du Toit JI, Salome CM, Woolcock AJ (1987) Inhaled corticosteroids reduce the severity of bronchial hyperresponsiveness in asthma but oral theophylline does not. Am Rev Respir Dis 136: 1174

Elenbaas RM, Frost GL, Robinson WA et al (1985) Subcutaneous epinephrine vs nebulized metaproterenol in acute asthma. Drug Intell Clin Pharm 19: 567

Eliasson O, Scherzer HH, DeGraff AC (1986) Morbidity in asthma in relation to the menstrual cycle. J Allergy Clin Immunol 77: 87–97

Fabro S, McLachlan JA, Dames NM (1984) Chemical exposure of embryos during the preimplantation stages of pregnancy; mortality rate and intrauterine development. Am J Obstet Gynecol 148: 929–938

Fainstat T (1954) Cortisone-induced congenital cleft palate in rabbits. Endocrinology 55: 502

Findley LJ, Sahn S (1988) The value of chest roentgenograms in acute asthma in adults. Chest 80: 535–536

Fishburne JI jr, Brenner WE, Braaksma JT, Hendricks CH (1972) Bronchospasm complicating intravenous prostaglandin F2α for therapeutic abortion. Obstet Gynecol 39: 892

Fitzgerald JM, Hargreave FG (1989) The assessment and management of acute life-threatening asthma. Chest 95: 888–894

Fraser IS, Brach JH (1974) Comparison of extra- and intra-ammniotic prostaglandins for therapeutic abortion. Obstet Gynecol 43: 97

Frederiksen MC, Ruo TI, Chow MG, Atkinson AJ (1986) Theophylline pharmacokinetics in pregnancy. Clin Pharmacol Ther 40: 321–328

Gardner MJ, Schatz M, Cousins L et al (1987) Longitudinal effects of pregnancy on the pharmacokinetics of theophylline. Eur J Clin Pharmacol 32: 289–295

Gerrard JW (1985) Genetic factors in the development of asthma. In: Weiss ER, Segal MS, Stein M (eds) Bronchial asthma: mechanisms and therapeutics, 2nd ed. Little, Brown & Co, Boston, 24–29

Gibbs CJ, Coutts II, Lock R, Finnegan OC, White RJ (1984) Premenstrual exacerbation of asthma. Thorax 39: 833–836

Giesles CF, Buehler JH, Depp R (1977) alpha1– Antitrypsin deficiency. Severe obstructive lung disease and pregnancy. Obstet Gynecol 49: 31–34

Gilstrap LC, Hauth JC, Henkins GDV, Patterson AR (1987) Effect of type of anesthesia on blood loss at cesarean section. Obstet Gynecol 89: 328

Gordon M, Niswander KR, Berendes H, Kantor AG (1970) Fetal morbidity following potentially anoxigenic obstetric conditions. VII. Bronchial asthma. Am J Obstet Gynecol 106: 421

Gordon GB, Spielber SP, Blake DA, Balasubramanian V (1981) Thalidomide teratogenesis: evidence for a toxic arene oxide metabolite. Proc Natl Acad Sci USA 78: 2545–2548

Greenberger PA, Patterson R (1983) Beclomethasone dipropionate for severe asthma during pregnancy. Ann Intern Med 98: 478–480

Greenberger PA, Patterson R (1988) The outcome of pregnancy complicated by severe asthma. Allergy Proc 9: 539–543

Haskell RJ, Wang BM, Hansen JE (1983) A double blind randomized clinical trial of methylprednisolone in status asthmaticus. Arch Intern Med 143: 1324–1327

Hollingsworth HM, Pratter MR, Irwin RS (1989) Acute respiratory failure in pregnancy. J Intensive Care Med 4: 11–34

Howler F (1984) Pulmonary edema associated with beta2 sympathomimetic treatment of premature labor. Anesth Intensive Care 12: 143

Huff BB (1992) Physicians' desk reference. Oradell, NJ (ed) Medical Economics: 1912

Huff BB (1992) Physicians' desk reference. Oradell, NJ (ed) Medical Economics: 674, 2118

Jelovsek FR, Mattison DR, Chen JJ (1989) Prediction of risk for human developmental toxicity: how important are animal studies for hazard identification? Obstet Gynecol 74: 624–636

Karnofsky DA (1965) Drugs as teratogens in animals and man. 5: 447–472

Katz R, Karliner JS, Resnik R (1978) Effects of a natural volume overload (pregnancy) on left ventricular performance in normal human subjects. Circulation 58: 434–441

Kelsen SG, Kelsen DP, Fluge BF et al (1978) Emergency room assessment and treatment of patients with acute asthma. Adequacy of the conventional approach. Am J Med 64: 622–628

Krauer B, Krauer F, Hytten FE (1984) Pregnancy and its effect on drug handling: the influence of physiological changes in pregnancy. In: Lind T, Singer A (eds) Current reviews in obstetrics and gynaecology. Edinburgh: Churchill-Livingstone 19–50

Kreisman H, Van de Wiel W, Mitchel CA (1975) Respiratory function in prostaglandin-induced labor. Am Rev Respir Dis 11: 564

Labovitz E, Spector S (1982) Placental theophylline transfer in pregnant asthmatics. JAMA 247: 286

Lalli CM, Raju L (1981) Pregnancy and chronic obstructive pulmonary disease. Chest 80: 759–761

Lao TT, Huengsburg M (1990) Labour and delivery in mothers with asthma. Eur J Obstet Gynecol 35: 183–190

Levitz M, Jansen V, Dancis J (1978) The transfer and metabolism of corticosteroids in the perfused human placenta. Am J Obstet Gynecol 132: 363

Lindhout D, Hoppener RJ, Meinardi H (1984) Teratogenicity of antiepileptic drug combinations with special emphasis on epoxidation (of carbamazepine). Epilepsia 25: 77–83

Littenberg B (1988) Aminophylline treatment in severe, acute asthma. JAMA 259: 1670–1684

Louie S, Kraznowski JJ, Bukantz SC, Lockey RF (1985) Effect of ergometrine on airway smooth muscle contactile responses. Clin Allergy 15: 173

Lusk JA, Winterbauer DF, Dreis DF et al (1986) Dyspnea of unknown etiology: prospective study of 92 consecutive cases. Am Rev Respir Dis 133: A56

Marx GF (1974) Obstetric anesthesia in the presence of medical complications. Clin Obstet Gynecol 17: 165

Mathison DA (1988) Asthma in adults: Diagnosis and treatment. In: Middleton E, Reed CE, Ellis EF et al (eds) Allergy: principles and practices, 3rd ed. CV Mosby, St Louis, 1063–1092

McDonald AJ (1989) Asthma. Emerg Med Clin North Am 7: 219–235

McFadden ER (1989) Therapy of acute asthma. J Allergy Clin Immunol 84: 151–158

Mucklow JC (1986) The fate of drugs in pregnancy. Clin Obstet Gynecol 13:161–175

Nadel JL, Sheppard D (1985) Mechanisms of bronchial hyperreactivity in asthma. In: Weiss ER, Segal MS, Stein M (eds) Bronchial asthma: mechanisms and therapeutics, 2nd ed. Little, Brown & Co, Boston, 30–36

Nelson HS (1988) beta-Adrenergic therapy. In: Middleton EJ, Reed CE, Ellis ER et al (eds) Allergy: principles and practice, 3rd ed. CV Mosby, St Louis, 647–665

Newhouse MT, Dolovich MG (1986) Control of asthma by aerosols. N Engl J Med 315: 870–874

Nowak RM, Pensler MI, Sorker DD et al (1982) Comparison of peak expiratory flow and FEV1 admission criteria for acute bronchial asthma. Ann Emerg Med 11: 64

Nowak RM, Tomlanovich MC, Sarkar DD et al (1983) Arterial blood gases and pulmonary function testing in acute bronchial asthma: predicting patient outcome. JAMA 249: 2043–2046

Palmer J, Dillon-Baker C, Tecklin JS et al (1983) Pregnancy in patients with cystic fibrosis. Ann Intern Med 99: 596–600

Pancorbo S, Fifield G, Davies S et al (1983) Subcutaneous epinephrine versus nebulized terbutaline in the emergency treatment of asthma. Clin Pharm 2: 45

Patterson R, Greenberger PA, Frederiksen MC (1990) Asthma and pregnancy: responsibility of physicians and patients. Ann Allergy 65: 469–472

Pennock BE, Rogers RM, McCaffree DR (1981) Changes in measured spirometric index. What is significant. Chest 80: 97–99

Physician's Desk Reference. Oradell NJ (1990) Medical Economics Company 336

Pirani BKK, Campbell DM, MacGillivray I (1973) Plasma volume in normal pregnancy. J Obstet Gynaecol Br Commonw 80: 884–887

Plaut TF (1988) Peak flow: the key to success in asthma treatment. Am J Asthma Allergy Pediatr 1: 172–177

Pritchard JA, MacDonald PC, Gant MF (eds) (1985) The placental hormones, and maternal adaptation to pregnancy. In: Williams obstetrics. Appleton-Century-Crofts, Norwalk, CT

Rayburn WF (1989) Prostaglandin E2 gel for cervical ripening and induction of labor: a critical analysis. Am J Obstet Gynecol 160: 529–534

Rebuck AS, Chapman KR, Abboud R et al (1987) Nebulized anticholinergic and sympathomimetic treatment of asthma and chronic obstructive airways disease in the emergency room. Am J Med 82: 59

Reinisch JM, Simon NG, Karow WG, Gandelman R (1978) Prenatal exposure to prednisone in humans and animals retards intrauterine growth. Science 202: 436–438

Rieder MJ (1990) Drugs and breastfeeding. In: Koren G (ed) Maternal – fetal toxicology. A clinicans' guide. New York, Marcel Dekker 63–85

Ries AL (1987) Oximetry – know thy limits. Chest 91:316

Rivera-Calimlim L (1987) The significance of drugs in breast milk. Clin Perinatol 14: 51–70

Schardein JL (1985) Chemically induced birth defects. New York: Marcel Dekker 1–48

Schatz M (1989) Asthma and pregnancy: questions and answers. Asthma Allergy Found Am N Engl Chap Bull 5, (2)

Schatz M, Harden K, Forsythe A et al (1988) The course of asthma during pregnancy, postpartum and with successive pregnancies: a prospective analysis. J Allergy Clin Immunol 81: 509–517

Schatz M, Hoffman CP, Zeiger RS, Falkoff R, Mellon M (1988) The course and management of asthma and allergic disease during pregnancy. In: Middleton E, Reed CE, Ellis EF et al (eds) Allergy: principles and practice, 3rd ed. CV Mosby, St Louis, 1093–1155

Schatz M, Patterson R, Zeitz S, O'Rourke J, Melam H (1975) Corticosteroid therapy for the pregnant asthmatic patient. JAMA 233:804–807

Schatz M, Zeiger RS (1991) The management of asthma, rhinitis, and anaphylaxis during pregnancy. In: Lee RV (ed) Current obstetric medicine: 78–79

Schatz M, Zeiger RS (1992) Allergic diseases. In: Gleicher N (ed) Medical therapy in pregnancy, 2nd ed. Appleton and Lange, East Norwalk, CT, 435

Schatz M, Zeiger RS, Harden K et al (1988) The safety of inhaled beta-agonist bronchodilators during pregnancy. J Allergy Clin Immunol 82: 686–695

Schatz M, Zeiger RS, Hoffman CP et al (1988) Preterm and low birthweight infants of asthmatic mothers: clinical correlations. J Allergy Clin Immunol (Abst) 81: 275

Schatz M, Zeiger RS, Hoffman CP et al (1990) Intrauterine growth is related to gestational pulmonary function in pregnant asthmatic women. Chest 98: 389–392

Schreier L, Cutler RM, Saigel V (1989) Respiratory failure in asthma during the third trimester: report of two cases. Am J Obstet Gynecol 160: 80–81

Scoggin CH (1983) Pulmonary disorders. In: Abrams RS, Wexler P (eds) Medical care of the pregnant patient. Little, Brown & Co., Boston, 249

Scoggin CH, Sahn SA, Petty TH (1977) Status asthmaticus: a nine-year experience. JAMA 238: 1158

Sellers WFS, Long DR (1979) Bronchospasm following ergometrine. Anesthesiology 34: 909

Shaw SJ, Brooks PM, McNeil JJ, Moulds RFW, Ravenscroft PJ, Smith AJ (1988) The effects of pregnancy on drug pharmacokinetics. Med J Aust 149: 675–677

Smith AP (1973) The effects of intravenous infusion of graded doses of prostaglandin F2α and E2 on lung resistance in patients undergoing termination of pregnancy. Clin Sci 44: 17

Smith KD, Steinberger E, Rodriguez-Rigan LJ (1979) Prednisone therapy and birth weight. Science 206: 96

Sorri M, Hartikainen-Sorri AL, Karja J (1980) Rhinitis during pregnancy. Rhinology 18: 83–86

Soyka LF, Joffe JM (1980) Male mediated drug effects on offspring. Prog Clin Biol Res 36:49–66

Stauffer JL (1983) Emergency treatment of pregnant asthmatic patients. J Respir Dis 4: 37–42

Stenius-Aarniala R, Piirila P, Teramo K (1988) Asthma and pregnancy: a prospective study of 198 prenancies. Thorax 43: 12–18

Swartz WM, Reichling BA (1978) Hazards of radiation exposure for pregnant women. JAMA 239: 1907

Uden DL, Goetz DR, Kohen DP, Fifield GC (1985) Comparison of nebulized terbutaline and subcutaneous epinephrine in the treatment of acute asthma. Ann Emerg Med 14: 229

Verbeek PR, Chapman KR (1986) Asthma; who to send home, when to hospitalize. J Respir Dis 7: 15–31

Wanner A (1988) Airway mucus and the mucociliary system. In: Middleton E, Reed CE, Ellis EF et al (eds) Allergy: principles and practice, 3rd ed. CV Mosby, St Louis, 541–558

Ward MJ, MacFarlane JT, Davies D (1985) A place for ipratropium bromide in the treatment of severe acute asthma. Br J Dis Chest 79: 374

Wilson JG (1964) Teratogenic interaction of chemical agents in the rat. J Pharmacol Exp Ther 144: 429–436

Wilson JT (1983) Determinants and consequences of drug excretion in breast milk. Drug Metab Rev 14: 619–652

Wilson I (1982) Utilization de cromoglycate de sodium a cours de la grossessa. Acta Ther 8 (suppl): 45–51

Winkler CL, Gray SE, Hauth JC, Owen J, Tucker JM (1991) Mid-second trimester labor induction: concentrated oxytocin compared with prostaglandin E2 vaginal suppositories. Obstet Gynecol 1991; 72: 297–300

Wolf FM (1987) Meta-analysis. N Engl J Med 317:576

Ziment I (1989) Taking care of asthma when you're pregnant. J Respir Dis 10: 91–92

ZUR ANTIENTZÜNDLICHEN THERAPIE

ZUR ANTI-
ENTZÜNDLICHEN
THERAPIE

Eine vor vielen Jahren ergangene Regreßforderung an den Autor aufgrund einer kontinuierlich antientzündlichen Therapie mit DNCG per inhalationem, verbunden mit der denkwürdigen Begründung, »daß es so dramatisch mit dem Asthma nicht gewesen sein könne, weil kaum jemand letztlich auf der Intensivstation geendet hätte«, belegt im Umkehrschluß folgende klinisch-praktische Erfahrung:

Asthmatherapie muß als antientzündliche Dauertherapie erfolgen.

DNCG

Je länger und konsequenter eine antientzündliche Inhalationstherapie mit DNCG durchgeführt wird (durchschnittlich 3mal täglich eine Ampulle, wobei die Dosis problemlos zu steigern ist), desto erfolgreicher ist eine solche Therapie. Darüber hinaus ist der Zeitpunkt des Therapiebeginns zu berücksichtigen.
Je früher die Dauertherapie beginnt (wheezing child!), desto erfolgreicher ist sie auch im Hinblick auf spätere negative Folgen des Asthma bronchiale. Nur wenn eine DNCG-Therapie früh im Kindesalter begonnen wird, kann die durch den entzündungsmorphologischen Umbau verursachte respiratorische Insuffizienz verhindert werden.

Die klinisch-praktische Erfahrung aus etwa 20 Jahren Dauertherapie mit konsequenter DNCG-Inhalation zeigt, daß letztlich nur solche Patienten nicht nachhaltig davon profitieren, die entweder zu spät eine DNCG-Therapie erhielten oder diese nicht konsequent genug durchführten.

Übertragen auf die derzeit gültigen Kenntnisse zur Pathogenese, Pathophysiologie und Pathomorphologie asthmatisch obstruktiver Atemwegserkrankungen bedeutet das:
Kontinuierliche DNCG-Inhalationen beeinflussen nachhaltig positiv die bronchiale Hyperreagibilität (BHR) und erweisen sich als vorteilhaft gegenüber den im Kindes- und Jugendalter häufigen Ursachen der BHR: Virale Infekte, aerogene Reize, z.B. elterliches Zigarettenrauchen und milde Allergenbelastung (Pollenflug in der Großstadt). Sie gewährleisten aber auch einen guten Schutz bei Überanstrengung und Kältereizen.

Erst sehr massive Reizeinwirkungen vermögen diesen Schutzschild zu durchbrechen: z.B. der Aufenthalt in einem Pferdestall bei vorhandener Allergie oder vergleichbare andere Situationen mit hoher Reizeinwirkung.
Hier sind – akut – grundlegende therapeutische Nachbesserungen erforderlich.
Ungeachtet solcher immer wiederkehrender Sondersituationen mit massiver Reizeinwirkung im Alltag hat sich nach 20 Jahren Therapieerfahrung mit DNCG-Dauerinhalation das klinische Wissen etabliert, daß ohne diesen Inhalationsdauerschutz ein Akutfall subjektiv und klinisch objektiv schlechter verläuft.

Beta-2-Sympathikomimetika

Therapeutisch nachbessern heißt für den Alltag, bronchospasmolytisch intervenieren.
Die für die Soforttherapie des Akutfalls durch den Patienten sinnvollste Medikamentengruppe stellen sicherlich die Beta-2-Sympathikomimetika dar.
Ihre bronchospasmolytische Wirksamkeit ist hinlänglich erwiesen und bewährt.

Um die beiden Hauptgruppen der Beta-2-Sympathikomimetika – Reproterol und Fenoterol – gab es in den letzten Jahren heftige Insiderdiskussionen, zumal das Fenoterol in den Ruf geriet, als Stoffgruppe möglicherweise für eine erhöhte Asthmamortalität verantwortlich zu sein. Die Diskussion ist zwar noch nicht abgeschlossen, es sind jedoch berechtigte Zweifel an der statistischen Analyse, die zu diesen Aussagen geführt hat, angebracht.

In der praktischen Therapie, im Rahmen der Kinderheilkunde, hat sich ebenfalls eine Mischung aus Ipratropiumbromid und Fenoterolhydrobromid als Tropflösung bewährt, wenn sie in einer altersentsprechenden Dosierung direkt der DNCG-Lösung zugeführt und anschließend über einen leistungsfähigen Vernebler per inhalationem verabreicht wurde.

Wie bereits im Abschnitt »Wandel des Asthma-Verständnisses im Laufe der Zeit« angedeutet, steht aufgrund der Erfahrungen aus der praktischen Asthmatherapie schon seit langem fest:

Die alleinige bronchospasmolytische Therapie stößt schnell an ihre Grenzen und ist aus prinzipiellen Erwägungen nicht empfehlenswert (siehe Studien).

Kombinationstherapie – DNCG plus Reproterol

Wenn man aufgrund des nicht ausreichenden DNCG-Schutzes bei massiver Reizeinwirkung therapeutisch nachbessern, d.h. bronchospasmolytisch tätig werden muß, ist es nur folgerichtig, wenn dies mit einer fixen Arzneimittelkombination aus DNCG als Trägersubstanz und einem Beta-2-Sympathikomimetikum (Reproterol) geschieht. Diese Kombination hat sich bewährt, und sie ist sinnvoll: d.h. sie ist alltagstauglich, und nur darauf kommt es an. Seit vielen Jahren bestätigt die klinische Erfahrung, daß namentlich im Kindes- und Jugendalter mit dieser fixen Arzneimittelkombination erfolgreich therapiert werden kann.

Diese Erfahrung läßt sich wissenschaftlich mit dem aktuellen Kenntnisstand bezüglich der Pathophysiologie der obstruktiven Atemwegserkrankungen vereinbaren.

Universalspacer haben sich hierbei als äußerst sinnvoll erwiesen.

Die pharmakologische Potenz von DNCG und seiner fixen Kombination hat ihren Niederschlag in einer Vielzahl von anerkannten Publikationen gefunden (siehe Studien).

Compliance

Wichtiger ist jedoch, daß sich die Substanz und ihre fixe Kombination auch als alltagstauglich und damit patientenfreundlich bewährt hat – wie bereits erwähnt.

Es ist tradiertes ärztliches Wissen und auch durch Studien hinreichend belegt, daß kaum ein Patient willens oder in der Lage ist, drei Medikamente oder gar mehr über einen längeren Zeitraum kontrolliert und sinnvoll einzunehmen – Mediziner im übrigen schon gar nicht.

Untersuchugen und Befragungen bestätigen die gesteigerte Compliance (Abb. 1, 2 und 3) durch eine Kombinationstherapie (Spector 1986, Coutts 1992, v. d. Schulenburg 1994). Weiterhin dürfen auch im Zusammenhang mit den Gesundheitskosten nicht die Einsparungen von Begleitmedikationen durch Kombinationstherapie vergessen werden (Abb. 4) (Fischer 1984).

Trotz der international und national breit gestreuten Therapieempfehlungen verwenden offenbar viele Asthmapatienten kein antientzündlich wirksames Basistherapeutikum. Ursache dafür ist vielfach, daß diese Patienten, wie Patienten mit anderen chronischen Erkankungen auch, die verordnete Medikation nicht regelmäßig einnehmen. Diese schlechte Compliance der Patienten bezieht sich im wesentlichen auf die Einnahme der antientzündlich wirkenden Basistherapie, da die Patienten hierdurch keine sofortige Besserung ihrer Symptome erfahren. Dies ist insbesondere dann zu beobachten, wenn die Applikation mehrmals täglich erfolgen soll.

Das Wissen um die Notwendigkeit einer antientzündlichen Dauertherapie scheint aber auch bei den Therapeuten noch nicht verankert zu sein, denn sonst wären die Therapieempfehlungen sehr viel eindringlicher.

Auch Mediziner setzen gern – wie die Patienten – auf den schnellen Erfolg.

Eine bessere Compliance durch die fixe Kombination DNCG/Reproterol bietet die Möglichkeit einer Reduzierung der Progedienz des Asthmas, was insgesamt zur Senkung der Behandlungskosten führen kann (v.d. Schulenburg 1995).

Vor diesem Hintergrund wirken Entlassungsbriefe aus Kliniken, die obendrein Richtlinienkompetenz beanspruchen, mit ihren therapeutischen Empfehlungen zu nur einem Krankheitsbild (hier Asthma bronchiale) gelegentlich wirklichkeitsfremd (bis zu zehn verschiedene Präparate) (siehe Entlassungsbrief bzw. Therapieempfehlung im Einleitungskapitel).

Hier wird offensichtlich klinischer Alltag mit pseudowissenschaftlicher Detailverliebtheit in den Alltag transportiert, ohne über die Folgen zu reflektieren.

Dem nicht spezialisierten Kassenarzt wird damit eine Verordnungsbürde auferlegt, die zusammen mit dem Anspruchsdenken des Patienten nicht nur zu Konfliktsituationen mit der kassenärztlichen Realität führt, sondern auch zu keiner Zeit sinnvoll war und in Zeiten geringer Ressourcen als völlig abwegig bezeichnet werden muß.

Pharmakologisch sinnvolle Arzeimittelkombinationen sind nicht nur das Gebot der Stunde (Siemon 1996), sondern auch der Zukunft (siehe derzeitige Aids-Therapie).

Krankheitsbilder sind so komplex wie der Mensch selbst. Monosubstanzen können dem nur in den seltensten Fällen Rechnung tragen (z.B. wenn nur substituiert werden muß, oder wenn eine gezielte Antibiotikatherapie erfolgen kann).

Für die Einordnung bzw. Beurteilung einer fixen Arzneimittelkombination aus DNCG und einem Beta-2-Agonisten durch die Fachgremien ist neben der Erfüllung der Crout-Kriterien (Anforderungskatalog der FDA) auch der Aspekt einer vereinfachten Anwendung und erhöhten Compliance von Bedeutung (s. u.).

Insbesondere bei chronischen Krankheiten ist die Non-Compliance-Rate relativ hoch. Zweifelsfrei steht die Komplexität des Behandlungsregimes in direkter Relation zur Non-Compliance. Als relevanter Faktor zur Erhöhung der Compliance ist daher immer eine Vereinfachung des Behandlungsregimes anzusehen (Weber 1982).

Bei chronischen Atemwegserkrankungen und insbesondere bei Asthma ergibt sich hinsichtlich der antientzündlichen Komponente eine nur geringe Einnahmeverläßlichkeit.

Eine Verbesserung der Patienten-Compliance bei Asthmatikern muß daher als zusätzliches, relevantes Ziel einer effektiven Asthmatherapie angesehen werden, das durch den Einsatz fixer Arzneimittelkombinationen u.U. erreicht werden kann (Petermann 1994, Darlath et al. 1994, Raba et al. 1994).

Nedocromil-Natrium

Die antientzündliche Qualität des DNCG hat in Nedocromil-Na eine Steigerung erfahren.

Klinisch und experimentell wird ein mehrfaches der Wirkung vom DNCG postuliert, insbesondere scheint die Schutzwirkung bei der sog. asthmatisch-entzündlichen Spätphase deutlich besser.

Klinisch-praktisch ist festzustellen, daß Nedocromil-Na so nebenwirkungsarm wie DNCG und damit extrem kompatibel für die Kinder- und Jugendmedizin als auch in der besonders heiklen Phase der Schwangerschaft ist.

Im direkten Vergleich am Patienten ist Nedocromil bezüglich seiner Schutzwirkung dem DNCG überlegen (Dosieraerosol vs. Dosieraerosol), das bedeutet, es schützt den Patienten unter gleichen äußerlichen Bedingungen wie Schule, Arbeitsplatz usw. besser (siehe Studien).

Anforderung	DNCG plus Reproterolhydrochlorid
Alle aktiven Inhaltsstoffe müssen zur Gesamtwirkung beitragen.	DNCG reduziert die BHR, Reproterol wirkt bronchospasmolytisch.
Die Dosierung ist so zu wählen, daß die Kombination wirksam und sicher ist.	Die Dosierungen sind identisch mit denen der Monosubstanzen. Sie sind wirksam und sicher.
Die Kombination muß besser wirksam sein bzw. ein besseres Sicherheitsprofil aufweisen.	Verbesserte Wirksamkeit.
Die Wirksamkeit der Kombination muß der der Einzelsubstanzen überlegen sein.	Die überlegene Wirksamkeit ist durch eine Vielzahl von Studien belegt.

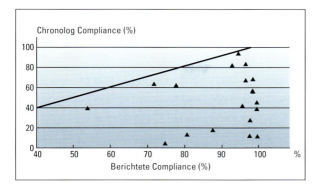

Abbildung 1.
Vergleich zwischen
der via Chronolog
ermittelten Compliance
und den Patienten-
Angaben auf den
Tageskarteikarten;
nach Spector.

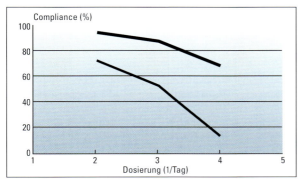

Abbildung 2.
Vergleich Tageskartei-
kartenangaben/Chrono-
logdaten und Einfluß der
Dosierungsfrequenz auf
die Compliance;
nach Coutts.

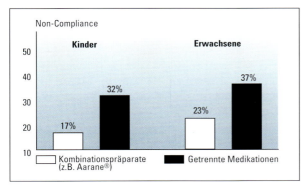

Abbildung 3.
Getrennte Medikation
vs. Kombinations-
therapie im Vergleich;
nach v.d. Schulenburg.

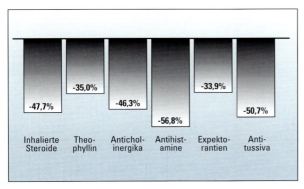

Abbildung 4.
Einsparung von Begleit-
medikation unter der
Behandlung mit einem
Kombinationspräparat;
nach Fischer.

Ähnliches gilt für die Anwendung am Auge und in der Nase hinsichtlich der allergisch-entzündlichen Rhinokonjunktivitis (siehe Studien).

Leider läßt sich der dargestellte und praktisch erfahrbare Vorteil nicht konsequent ausbauen. Es gibt für die Analogtherapie zum DNCG für Nedocromil-Na zur Zeit in Deutschland noch keine Inhalationslösung, geschweige denn eine fixe Arzneimittel-kombination mit Nedocromil-Na-Lösung als Trägersubstanz.

Unterstellt man, daß der Pathophysiologie und der Pathomorphologie der obstruktiven Bronchialerkrankung Asthma bronchiale eine Entzündung zugrunde liegt, dann muß der Therapie dieser Entzündung Priorität eingeräumt werden.

Geht man weiterhin davon aus, daß häufige Entzündungen eine ursächliche Voraussetzung für den fortschreitenden morphologischen Umbau des Bronchialgewebes sind, dann muß die Frequenz der Entzündungen reduziert werden, d.h. notwendigerweise eine Dauertherapie erfolgen.

Da allergische Reaktionen pathohistologisch ebenfalls Entzündungen darstellen (Calor, Rubor, Dolor) müssen Prophylaxe und Therapie dieser allergischen Reaktionen zusammen angegangen werden.

Der weitaus größte Teil der Asthmatiker erfährt seine Erstmanifestation bis zum 5. Lebensjahr (wheezing child). Folgerichtig muß die Therapie des Asthma bronchiale so früh wie möglich beginnen.

Fazit:

1. **Eine früh einsetzende allergenreduzierende antientzündliche Dauertherapie ist die »conditio sine qua non«, um eine pathomorphologisch verursachte respiratorische Globalinsuffizienz als Spätfolge des Asthma bronchiale zu vermeiden.**
2. **Aufgrund des zu erwartenden langen Therapiezeitraums und der besonderen Empfindlichkeit des kindlichen Organismus muß eine früh einsetzende Dauertherapie so nebenwirkungsarm wie möglich sein.**

Aus dieser Betrachtungsweise folgt: Wird früh und konsequent therapiert, gibt es kaum Spätfolgen und damit nur selten die Not-

Der frühe antientzündliche Therapiebeginn verhindert den morphologischen Umbau, dem zwangsläufig eine (Dauer-) Entzündung folgen muß. Dadurch wird ein deutliches und dauerhaftes »MEHR« an Lebensqualität (Leistungsfähigkeit/ Arbeitsfähigkeit u.a.m) erreicht. Früher Therapiebeginn → Senkung der Folgekosten.

wendigkeit, mit Kortikoiden zu intervenieren.

Schlußfolgernd spricht zwar vieles für die DNCG-Inhalationstherapie – daß sie in der Praxis häufig genug aber nicht angewendet wird, hat ein »ganzes Bündel« von Ursachen:
– Mängel im Wissen um die Pathogenese und Pathophysiologie dieses Krankheitsbildes.
– Mängel im Wissen um die therapeutischen Möglichkeiten.
– Mängel im konsequenten therapeutischen Handeln und last not least:
– Mängel im Verantwortungsbewußtsein der Betroffenen bzw. deren Verantwortlichen gegenüber dem eigenen Körper und seiner Gesundheit.

An erster Stelle stehen Bequemlichkeit hinsichtlich der Konsequenz der Therapie, ferner die mangelnde Bereitschaft, Noxen – insbesondere das Rauchen, aktiv oder passiv – zu vermeiden.
Vor diesem Hintergrund haben inhalative Kortikoide ihre therapeutische Berechtigung erlangt.

Literatur

Coutts I. A. P. (1992) Measuring compliance with inhaled medication in asthma. Arch Dis Child 67: 332–333

Darlath W. et al. (1994) Compliance beim Asthma. Therapiewoche 44(20): 1157–1161

Fischer H. (1984) Ergebnisse einer multizentrischen offenen Prüfung mit einer fixen Kombination aus DNCG und Reproterol an 1872 Patienten. Pharmakother 7(1): 67–73

Raba C. et al. (1994) Patient views in their asthma. Am J Respir Crit Care Med 149 (suppl 4,pt.2): A513

Petermann F. (1994) Ärztliche Verordnung und Patientenverhalten: Fortschritte in der Compliance bei Asthma. In: Wettengel R. (Hrsg) Inhalationstherapie. Methoden – Nutzen – Grenzen. Dustri-Verlag Dr. Karl Feistle, München, S. 68–98

Schulenburg v.d. J.-M. (1994) Compliance bei Asthmapatienten. Erste Ergebnisse einer Delphi-Befragung. Pressegespräch anläßlich des 36. Kongresses der Dt. Ges. für Pneumologie, Berlin, 22.9.1994.

Schulenburg v.d. J.-M. (1995) Asthmatherapie angesichts begrenzter Ressourcen: Compliance und Non-Compliance – ökonomische Folgen verschiedener Therapieregime. Fortschr Med 113:

Siemon G. et al. (1996) Zur Sinnhaftigkeit einer fixen Arzneimittelkombination aus DNCG und Reproterolhydrochlorid. Dt Ärzteblatt 50 (Beilage S 1–8)

Spector S. L. (1986) Compliance of patients with asthma with an experimental aerosolized medication: Implications for controlled clinical trials. J Allerg Clin Immunol 77: 65–70

Weber E. et al. (1982) Compliance: wie der Patient die Verschreibung von Arzneimitteln befolgt. Dt Ärzteblatt 79 (32): 25–33

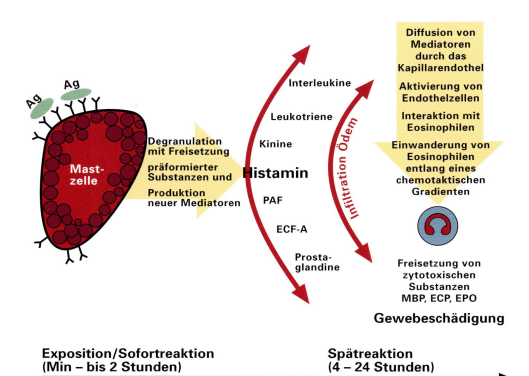

Mast-zelle

Degranulation mit Freisetzung präformierter Substanzen und Produktion neuer Mediatoren

Interleukine

Leukotriene

Kinine

Histamin

PAF

ECF-A

Prosta-glandine

Infiltration Ödem

Diffusion von Mediatoren durch das Kapillarendothel

Aktivierung von Endothelzellen

Interaktion mit Eosinophilen

Einwanderung von Eosinophilen entlang eines chemotaktischen Gradienten

Freisetzung von zytotoxischen Substanzen MBP, ECP, EPO

Gewebeschädigung

**Exposition/Sofortreaktion
(Min – bis 2 Stunden)**

**Spätreaktion
(4 – 24 Stunden)**

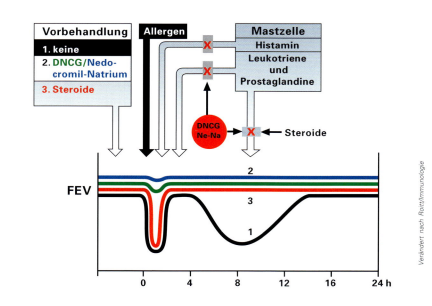

Vorbehandlung

1. keine
2. DNCG/Nedo-cromil-Natrium
3. Steroide

Allergen

Mastzelle
Histamin
Leukotriene
und
Prostaglandine

DNCG Ne-Na

← Steroide

FEV

2

3

1

0   4   8   12   16   24 h

Verändert nach Roitt/Immunologie

R.S. '95

Schematische Darstellung der Wirkungsweise von DNCG und Nedocromil-Natrium anhand von FEV in bezug auf die Sofort- und Spätreaktion. Die Studien weisen Ne-Na als deutlich wirkungsvoller im Verhältnis zu DNCG aus. Es wird deutlich, daß der Mastzelle und deren Blockade eine prädominante Rolle zukommt.

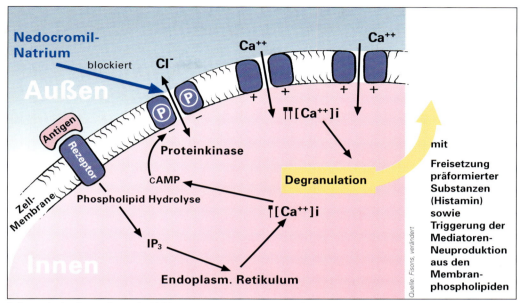

Schematische Darstellung der Wirkungsweise von Ne-Na: DNCG und Ne-Na wirken extrazellulär/protektiv.

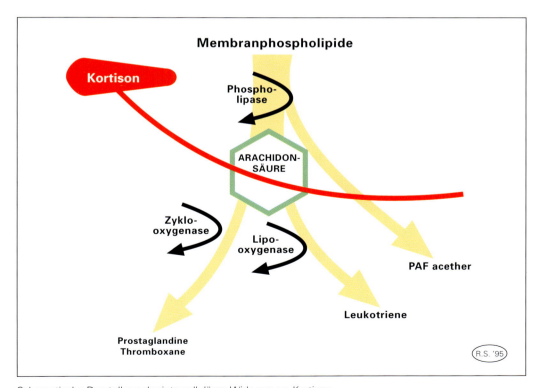

Schematische Darstellung der intrazellulären Wirkung von Kortison.

SUBSTANZBESCHREIBUNGEN

SUBSTANZ-
BESCHREI-
BUNGEN

Nicht-steroidale, antiallergische bzw. antientzündlich wirkende Zellprotektiva

Diese Substanzen erzielen ihre Wirkung in erster Linie durch die Hemmung der Mediatorausschüttung aus verschiedenen Effektorzellen (Mastzellen, Monozyten, Makrophagen, eosinophile und neutrophile Granulozyten etc.).

Zu dieser Substanzklasse zählen die Cromoglicinsäure, Dinatriumsalz (DNCG) sowie Nedocromil-Natrium; beide Substanzen eignen sich nicht zur Akuttherapie eines Asthmaanfalls, sie können prophylaktisch bzw. zur antiinflammatorischen Langzeittherapie eingesetzt werden.

Die Hauptindikation für Ketotifen ist die Prophylaxe des exogen-allergischen Asthmas bei Kindern und Erwachsenen. Der therapeutische Stellenwert beim Asthma bronchiale ist begrenzt. Ketotifen wird im medikamentösen Stufentherapie-Schema des Consensus-Reports nicht erwähnt und hierin auch einer – bei Ketotifen nicht möglichen – inhalativen Behandlung der Vorzug gegeben (Int. Consensus-Report, 1992)(Martin E. et al. 1994). Insofern ist der Einsatz von Ketotifen als prophylaktisch bzw. antientzündlich wirkendes Antiasthmatikum umstritten.

Cromoglicinsäure, Dinatriumsalz (DNCG)
(Intal®, u.a.m.)

Cromoglicinsäure ist als Dinatriumsalz ein Bis-Chromon-Derivat (Strukturformel s. Abb. 1). Die Substanz stabilisiert u. a. die Mastzellmembran, hemmt die Aktivierung von Entzündungszellen (eosinophile und neutrophile Granulozyten) und nervale Reflexe in der Lunge und unterdrückt durch den Plättchenaktivierenden Faktor (PAF) induzierte Reaktionen (Diaz et al. 1984). Prophylaktisch angewandt verhindert DNCG sowohl die vorwiegend histaminvermittelte Sofortreaktion als auch die durch Leukotriene verursachte Spätreaktion. Außerdem werden Bronchospasmen, ausgelöst z.B. durch Anstrengung, Kaltluft oder SO_2, verhindert.

In der Langzeittherapie zeigt DNCG einen positiven Einfluß auf die bronchiale Hyperreagibilität, wobei der Schweregrad der Erkrankung sowie die Behandlungsdauer eine Rolle spielen. Durch eine mehrwöchige Behandlungsdauer kann die bronchiale Hyperreagibilität signifikant gesenkt werden. Bei Patienten mit leichtem bis mäßiggradigem Asthma konnten besonders gute Erfolge erzielt werden (Hoag et al. 1991, Orefice et al.

1992, Cockroft et al. 1987, Petty et al. 1989, Dickson et al. 1979, Löwhagen et al.1985; siehe Studien).

In klinisch-therapeutischen Studien konnte für das antiinflammatorisch wirkende DNCG eine deutliche Überlegenheit gegenüber Plazebo in bezug auf eine Besserung von Symptomen und Lungenfunktionsparametern nachgewiesen werden (siehe Studien). Wegen der im Kindesalter häufiger allergischen Asthmagenese und der unter Kortikoiden auftretenden Nebenwirkungen eignet sich DNCG für alle kindlichen Asthmaformen (siehe Studien). Der

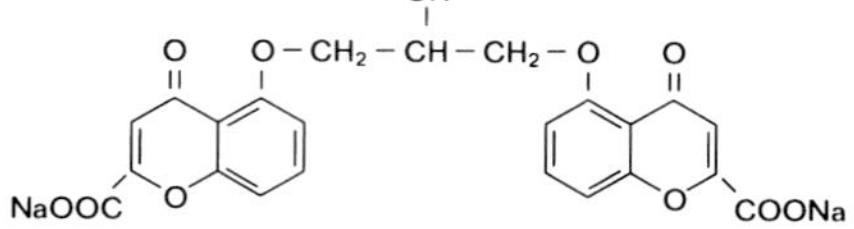

Dinatrium 5,5' - [(2-hydroxy-1,3-propandiyl) bis (oxy)] bis [4-oxo-4H-1-benzopyran-2-carboxylat]

Abbildung 1. Strukturformel des antiinflammatorisch wirkenden DNCG.

Einsatz in der Schwangerschaft gilt als unbedenklich (Martin et al. 1994).

DNCG ist nicht bei jedem Patienten wirksam; aber bislang steht vor Therapiebeginn keine Unterscheidungsmöglichkeit in Responder und Non-Responder zur Verfügung. Die genaue Wirkungsweise von DNCG auf molekularer Ebene wird noch nicht vollständig verstanden. Vermutet wird eine substanzbedingte Hemmung der Depolarisierung der Zellmembran, wodurch ein Eintritt extrazellulärer Kalziumionen in die Zelle verhindert wird. Entsprechend seiner Wirkung ist DNCG zur akuten Asthmatherapie nicht geeignet. Dagegen können leichtere Asthmaformen ohne zusätzliche Medikation beherrscht werden, bei schwereren Formen kann die erforderliche Steroiddosis verringert werden (siehe Studien). Wegen der großen Polarität und der dadurch bedingten Lipophilie ist die Resorption gering; es wirkt deshalb nur lokal. Es wird als mikronisiertes Pulver (mittels eines speziellen Zerstäubers), als Lösung oder aus Dosieraerosolen inhaliert.

Die Dosierung beträgt bei Anwendung als Pulver oder als Lösung 4mal täglich 20 mg, bei Anwendung als Dosieraerosol 4mal täglich 2 mg. Bei Einatmen des Pulvers wurden bislang vereinzelt lokale Reizungen der Atemwege – bis hin zum Bronchospasmus – beobachtet. Substanzspezifische Nebenwirkungen sowie Wechselwirkungen mit anderen Arzneimitteln sind nicht bekannt. DNCG sollte bei Überempfindlichkeit gegenüber den Wirkstoffen nicht angewandt werden.

Neben der antiinflammatorischen Langzeittherapie findet DNCG Einsatz bei allergisch bedingter Konjunktivitis und Rhinitis sowie bei allergischen Manifestationen im Gastrointestinaltrakt.

Weiterführende Literatur

Martin E. et al. (1994) Antiasthmatika und inhalative Therapie. Sonderdruck aus: Schmidt M., Martin E. (Hrsg) Asthma und Antiasthmatika. Wiss Verlagsges mbH Stuttgart, S 71–144

Nedocromil-Natrium (Halamid®, Tilade®)

Nedocromil-Na ist im Vergleich zu DNCG stärker wirksam. Es wirkt auf nahezu alle Entzündungszellen, wodurch sein Wirkspektrum breiter, der antiinflammatorische Effekt und die protektive Wirkung auch gegenüber nichtallergischen Auslösern ausgeprägter ist.

Die Substanz ist ein Derivat einer Pyranochinolindicarbonsäure (Strukturformel siehe Abb. 2). Wie DNCG stabilisiert es die Mastzellmembran, hemmt die Aktivierung der Entzündungszellen und unterdrückt durch PAF induzierte Reaktionen. Die Freisetzung sehr potenter inflammatorisch wirkender Mediatoren aus den Entzündungszellen, die Migration eosinophiler und neutrophiler Granulozyten sowie die Chemotaxis dieser Entzündungszellen werden inhibiert (Abb. 3). Nedocromil-Na bewirkt eine eingeschränkte Aktivität humaner Alveolarmakrophagen, Mediatoren zu synthetisieren und freizusetzen. Die Aspirin-induzierte Aktivierung von Thrombozyten bei Aspirin-sensiblen Asthmatikern

wird gehemmt. Darüber hinaus scheint ein Einfluß auf die Aktivität der ß-adrenergen Funktion humaner polymorphkerniger Leukozyten und die damit verbundene Beeinflussung des zyklischen Adenosinmonophosphats (cAMP) zu bestehen. (Abb. 4).

Klinisch-pharmakologische Provokationsstudien zeigen einen ausgeprägten protektiven

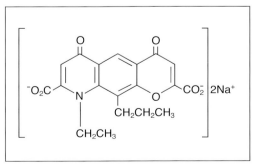

Abbildung 2. Strukturformel von Nedocromil-Na.

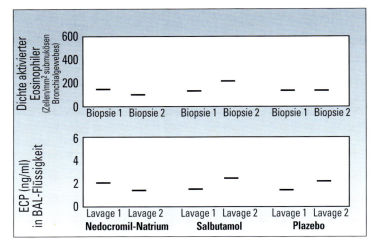

Abbildung 3. Mittelwerte der Eosinophilen-Dichte und ECP-Konzentrationen vor und nach 16wöchiger Behandlung mit Nedocromil-Na, Salbutamol und Plazebo; modifiziert aus: Devalia et al. (1995) Am J Respir Crit Care Med 151: 1925–1930.

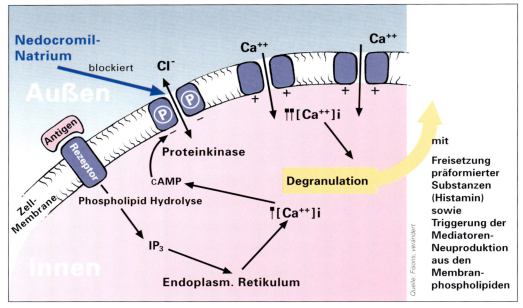

Abbildung 4. Vorgeschlagene Wirkweise von Nedocromil-Na. Bei einer allergischen Reaktion kommt es durch die Antigen-Bindung an seinen Rezeptor an der Zellmembran zur Hydrolyse von Phospholipiden bei gleichzeitiger Freisetzung von Inositol-Triphosphat (IP3). Dies zieht eine rasche, vorübergehende Freisetzung von intrazellulärem Kalzium aus dem endoplasmatischen Retikulum nach sich und führt zu einer cAMP-vermittelten Öffnung der Chloridkanäle (die Chloridkanäle sind normalerweise – im Ruhezustand – geschlossen). Es folgt ein Einstrom von Chloridionen in das Zellinnere. Die Ladungsumkehr (Intrazellulär-/Extrazellulär-Raum – negativ/positiv) bewirkt die Öffnung der Kalziumkanäle in der Zellmembran. Die daraufhin ständig steigende Kalziumkonzentration in der Zelle führt zur Degranulation und setzt u.a. Histamin frei.
Nedocromil-Na wirkt an der Außenseite der Zellmembran. Bedingt durch seine physikochemischen Eigenschaften kann es die Membran nicht passieren. Es blockiert den durch Aktivierung geöffneten Chloridkanal und verhindert den Einstrom von Chloridionen in die Zelle.
Im Gegensatz zu diesem selektiven Wirkmechanismus an der Zelle greifen Kortikosteroide unselektiv in die normale Zellfunktion ein. Kortikosteroide sind lipophile Substanzen und können jederzeit – unabhängig vom Aktivierungszustand der Zelle – in diese eindringen. Sie binden intrazellulär an Rezeptoren und greifen in die Genexpression ein. Viele Nebenwirkungen sind auf diese Wirkweise zurückzuführen. (Quelle: Fisons)

Effekt durch Nedocromil-Na. Die durch z.B. Antigene, SO_2, Kaltluft, »Nebel«, Natrium-Metabisulfit, Adenosin, Bradykinin, Neurokinin A und Substanz P hervorgerufene Freisetzung von Mediatoren aus den Mastzellen mit konsekutivem Bronchospasmus oder zur Stimulation von sensorischen Nerven mit nachfolgendem Bronchospasmus und/oder Husten führend konnte durch Nedocromil-Na signifikant gehemmt werden. Asthmasymptomatik und insbesondere der Husten wurden deutlich verbessert (siehe Studien). Dies steht im Einklang mit der Wirkung der Substanz auf die Freisetzung von Mediatoren aus Mastzellen und der Aktivierung von sensorischen Nerven, die eine Bronchokonstriktion und Husten verursachen. Vermutlich werden die neuronale Aktivierung und Prozesse in Entzündungszellen über einen gemeinsamen Schritt an den Chloridkanälen gesteuert.

Wie DNCG ist Nedocromil-Na prophylaktisch und ganz besonders zur antientzündlichen Langzeittherapie einzusetzen. Für die Akuttherapie des Asthmaanfalls ist es nicht geeignet. Nedocromil-Na senkt in der Langzeittherapie die bronchiale Hyperreagibilität bei leichtem und mittelschwerem Asthma jeder Genese signifikant (siehe Studien). Asthmasymptomatik und Lungenfunktion werden deutlich gebessert (siehe Studien). Eine Einsparung anderer antiasthmatisch wirksamer Medikamente – inhalative, orale Bronchodilatatoren; inhalative Steroide – ist meist möglich. Leichte Asthmaformen können ohne zusätzliche Dauermedikation beherrscht werden; Bronchodilatatoren p.i. werden nur bei Bedarf gebraucht. Bei schweren Formen kann die zusätzliche Gabe von Nedocromil-Na zu einer weiteren Symptomenverbesserung unter Einsparung von z.B. Glukokortikoiden führen (siehe Studien).

Ergebnisse verschiedener Provokations- und Therapiestudien haben die Wirksamkeit der Substanz auch bei Kindern bestätigt (siehe Studien): Verbesserung der Lungenfunktion; der Schweregrad der Erkrankung zeigt eine signifikante Verbesserung; der Gebrauch inhalativer Bronchodilatatoren konnte reduziert werden.

Ausreichendes klinisch-therapeutisches Erkenntnismaterial zum Einsatz des Präparates bei Kindern < 6 Jahre liegt z.Z. noch nicht vor, so daß heute noch keine offizielle Empfehlung zur Anwendung von Nedocromil-Na bei Kindern dieses Alters ausgesprochen werden kann. Diese Einschränkung ist rein arzneimittelrechtlicher bzw. theoretischer Natur. Substanzspezifische, die Nutzen-Risiko-Relation betreffende Gründe, die gegen einen möglichen Einsatz sprächen, sind nicht bekannt und vermutlich auch nicht zu erwarten. Sinngemäß gilt das auch für die Embryonalphase der Schwangerschaft. Allemal muß die Nutzen-Risiko-Abwägung im Vergleich zu inhalativen Kortikoiden zugunsten von Nedocromil-Na ausfallen.

Da Nedocromil-Na nur lokal wirkt, muß es inhalativ verabreicht werden. Es steht als Dosieraerosol zur Verfügung: 1 Sprühstoß enthält 2 mg Wirksubstanz. Als Einstiegsdosierung werden 4mal 2 Sprühstöße täglich (16 mg) empfohlen, für die antientzündliche Langzeittherapie kann die Dosierung bis auf 2mal 2 Sprühstöße täglich (8 mg) reduziert werden. Inhalationen können Husten oder auch Bronchospasmus auslösen. Vereinzelt gibt es Berichte über Kopfschmerzen, Schwindel und Magen-Darm-Beschwerden. Alle genannten Symptome sind i.d.R. leicht und vorübergehend, und machen es nicht erforderlich, das Medikament abzusetzen. Wechselwirkungen mit anderen Medikamenten sind nicht bekannt. Zur Überdeckung des leicht bitteren Eigengeschmacks der Substanz wurde dem Fertigarzneimittel als Korrigens Dentomint zugegeben.

Außer zur inflammatorischen Langzeittherapie von Asthma wird Nedocromil-Na auch bei saisonaler und perennialer allergischer Konjunktivitis (Irtan® Augentropfen) und bei saisonaler allergischer Rhinitis (Irtan® Nasenspray) eingesetzt (siehe Studien).

Cromoglicinsäure, Dinatriumsalz plus Reproterolhydrochlorid (Aarane®, Allergospasmin®)

Die Arzneimittelkombination enthält pro Sprühstoß 1 mg Cromoglicinsäure, Dinatriumsalz plus 0,5 mg Reproterolhydrochlorid (Strukturformel siehe Abb. 5) sowie weitere galenische Bestandteile.

Die Einsatzgebiete von Aarane/Allergospasmin sind Verhütung und Behandlung von Atemnot bei chronisch-obstruktiven Atemwegserkrankungen: Asthma bronchiale, chronische asthmoide Bronchitis verschiedener Ursache mit oder ohne Lungenemphysem. In Aarane/Allergospasmin ist die antientzündliche Wirkung der Cromoglicinsäure (s.d.) mit der bronchospasmolytischen Wirkung von Reproterol verbunden. Reproterol bewirkt durch Stimulation von ß2-Rezeptoren eine Dilatation der Bronchialmuskulatur. Die Substanz bewirkt praktisch keine ß1-adrenerge Aktivität, so daß bei bestimmungsgemäßem Gebrauch kein klinisch relevanter Einfluß auf das Herz-Kreislauf-System zu erwarten ist. Aarane/Allergospasmin sollte bei bekannter Überempfindlichkeit gegen einen Bestandteil des Arzneimittels nicht verabreicht werden. Als Nebenwirkungen können die der Cromoglicinsäure (s.d.) auftreten, Reproterol kann bei besonders empfindlichen Patienten Fingerzittern, Herzklopfen und Unruhe bewirken. Bei gleichzeitiger Anwendung anderer Adrenergika ist auf eine mögliche Verstärkung Reproterol-bedingter Nebenwirkungen zu achten.

Anhaltspunkte für eine fruchtschädigende Wirkung liegen bislang nicht vor. Dennoch sollte in den ersten 3 Schwangerschaftsmonaten Aarane nur bei ausdrücklicher ärztlicher Erfordernis angewendet werden. Die Dosierung richtet sich nach der Schwere der Erkrankung. Sie beträgt i.a. 4mal täglich 2 Sprühstöße und kann schrittweise bis zur Aufrechterhaltung der Symptomenfreiheit reduziert werden. Im Akutfall kann zusätzlich ein Sprühstoß inhaliert werden. Die gesamte Tagesdosis soll 16 Sprühstöße nicht überschreiten.

Die nach der Inhalation in die tieferen Atemwege gelangten Wirkstoffe werden vollständig resorbiert. Insgesamt gelangen ~12% der Gesamtdosis in den therapeutisch wichtigen Bereich der kleinen Atemwege und werden von dort resorbiert.

Aarane/Allergospasmin hat sich in zahlreichen Untersuchungen (siehe Studien) als erfolgreiche Asthmatherapie erwiesen. Hervorzuheben sind die gleichzeitige Behandlung von Entzündung und bronchialer Hyperreagibilität, die synergistischen Effekte verglichen mit den Wirkungen der Einzelsubstanzen sowie vor allem die mit der Kombination erreichte Patienten-Compliance.

Grundsätzlich besteht natürlich die Möglichkeit, beide Substanzen getrennt zu geben: DNCG regelmäßig, ß2-Sympathikomimetika regelmäßig oder bei Bedarf. Andererseits wird hierdurch die Non-Compliance erhöht. Wann immer eine Langzeittherapie, wie auch bei Asthma, zu vereinfachen ist, sollte dies unter dem Compliance-Aspekt erfolgen. Wird z.B. auf 2 einzelne Präparate umgestellt, kann es zu einer Änderung des Inhalationsverhaltens oder auch zur Verwechslung der Dosieraerosole kommen. Da ß2-Sympathikomimetika rasch bronchospasmolytisch wirken, besteht auch noch die Gefahr, daß dieses Medikament bevorzugt gebraucht (Überdosierung!) und die antientzündliche Therapie dabei vernachlässigt wird (zur Compliance s.a. Kapitel: Zur antientzündlichen Therapie).

Zur weiteren Information über die Sinnhaftigkeit einer fixen Arzneimittelkombination aus DNCG und Reproterol siehe Siemon G. et al. (1996) Dt. Ärzteblatt, Heft 50 (Beilage S. 1–8).

7-{3 [(ß, 3,5-Trihydroxy-phenethyl)-amino)
-propyl}-theophyllinhydrochlorid

Abbildung 5. Strukturformel von Reproterolhydrochlorid.

STUDIEN

STUDIEN

ERGEBNISSE AUS STUDIEN MIT DNCG (CROMOGLICINSÄURE, DINATRIUMSALZ)

Wirkungsvergleich von inhalativem Salbutamol, DNCG und Beclometasondipropionat vor und nach Allergenprovokation

In dieser doppelblinden, plazebokontrollierten Cross-over-Studie an 10 Erwachsenen mit exogen-allergischem Asthma wurde zunächst der Nachweis einer auszulösenden allergischen Sofort- und Spätreaktion durch Provokation ohne Allergen (Kontrolle am 1. Tag) und nach Allergenprovokation (ohne Medikation am 2. Tag. bzw. mit Plazebo am 6. Tag) erbracht (Abb.1).

Die darauffolgenden Untersuchungen zeigten, daß nach einmaliger Inhalation von Salbutamol, BDP und DNCG (Intal®) jeweils 10 Minuten vor der Allergenprovokation ausschließlich DNCG einen Einfluß auf die allergische Sofort- und Spätreaktion hatte. Salbutamol beeinflußte nur die Sofortreaktion; BDP nur die Spätreaktion (Abb. 2). Nur DNCG und BDP – nicht hingegen Salbutamol – bewirkten einen signifikanten Schutz vor einem weiteren Anstieg der durch Allergenprovokation hervorgerufenen und mittels Histaminprovokation gemessenen bronchialen Hyperreagibilität nach 7 und 30 Stunden nach der Allergenprovokation (Abb. 3).

Aus: Cockroft D. W. et al. (1987) Comparative effects of inhaled salbutamol, sodium cromo-

glycate, and beclomethasone dipropionate on allergen-induced early asthmatic responses, late asthmatic responses, and increased bronchial responsiveness to histamine. J Allerg Clin Immunol 79(5):734–740

Weiterführende Literatur

Hoag J. E. et al. (1991) Long-term effect of cromolyn sodium on non-specific bronchial hyperresponsiveness: a review. Ann Allerg 66(1): 53–63
Edwards A. M. et al. (1994) Sodium cromoglycate (Intal®) as an anti-inflammatory agent for the treatment of chronic asthma. Clin Exp Allerg 24: 612–623

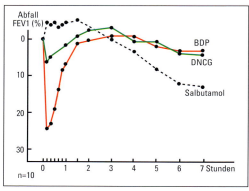

Abbildung 2. Sofort- und Spätreaktionen nach einmaliger Inhalation von 3 verschiedenen Medikamenten (randomisiert 3.–5. Tag) 10 Minuten vor Allergenprovokation.

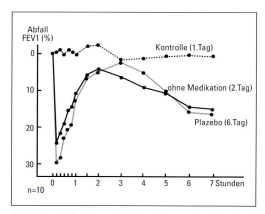

Abbildung 1. Sofort- und Spätreaktionen ohne (- - -) und nach (——) Allergenprovokation.

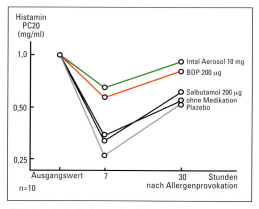

Abbildung 3. Reduzierung der bronchialen Hyperreagibilität durch DNCG und BDP nach einmaliger Inhalation 10 Minuten nach Allergenprovokation.

Wirkung von DNCG auf Eosinophile, Immunglobuline und Komplementfaktoren

In dieser doppelblinden, plazebokontrollierten Studie konnte erstmals gezeigt werden, daß DNCG (Intal®) nach 4wöchiger Behandlung die Anzahl der Eosinophilen in der bronchoalveolären Lavageflüssigkeit sowie in der Bronchialschleimhaut von Patienten mit atopischem Asthma deutlich zu vermindern vermag, wodurch eine unmittelbare Korrelation zum antientzündlichen Effekt von DNCG hergestellt werden konnte.

Aus: Diaz P. et al. (1984) Bronchoalveolar lavage in asthma: The effects of disodium cromoglycate (cromolyn) on leukocyte counts, immunoglobulins, and complement. J Allerg Clin Immunol 74(1): 41–48

Weiterführende Literatur

Edwards A. M. et al. (1994) Sodium cromoglycate (Intal®) as an anti-inflammatory agent for the treatment of chronic asthma. Clin Exp Allerg 24: 612–623
Hoag J. E. et al. (1991) Long-term effect of cromolyn sodium on non-specific bronchial hyrerresponsiveness: a review. Ann Allerg 66(1): 53–63

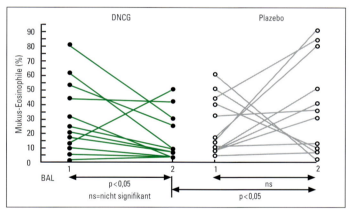

Abbildung 1. Eosinophile im Mukus vor (1) und nach (2) einer 4wöchigen Therapie mit DNCG (4mal 2 Kapseln zu 20 mg/Tag) bzw. Plazebo.

Wirksamkeit von DNCG bei Erwachsenen mit chronischem Asthma

In die doppelblinde Guppenvergleichsstudie wurden 68 Patienten (Alter: 18–76 Jahre) mit chronischem Asthma einbezogen. Auf die 4wöchige Baselineperiode folgte eine 3monatige Therapiephase zum Wirksamkeitsvergleich DNCG (Intal®) vs. Plazebo. **Aufgrund der Analyse der Tageskarteikarten konnte eine signifikante Verbesserung durch DNCG hinsichtlich des täglichen und nächtlichen Asthmas sowie Asthmahustens festgestellt werden. Auch der durchschnittliche Verbrauch von Begleitmedikation nahm in der DNCG-Gruppe signifikant ab.** Trotz des geringeren Verbrauchs von Bronchodilatatoren verbesserten sich die Lungenfunktionswerte auch deutlich. Abbildung 1 zeigt den Effekt von DNCG auf die bronchiale Hyperreagibilität im Vergleich zu Plazebo. Vergleichbare Besserungen wurden in der Plazebogruppe nicht beobachtet. Nach dem Urteil von Arzt und Patienten erwies sich DNCG bei 61% der Patienten als sehr gut oder gut wirksam, aber nur 27% der Ärzte und 24% der Patienten waren dieser Meinung über die Plazebo-Wirksamkeit.

Aus: Petty T. L. et al. (1989) Cromolyn sodium is effective in adult chronic asthmatics. Am Rev Respir Dis 139:694–701

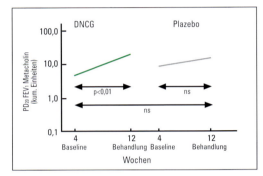

Abbildung 1. Einfluß von DNCG bzw. Plazebo auf die bronchiale Hyperreagibilität.

Schweres Asthma bei Kindern – 10 Jahre Follow-up

In vielen Studien konnte die positive Wirkung von DNCG (Intal®) bei asthmakranken Kindern bestätigt werden. In dieser Untersuchung wurde bei 50 Kindern 1, 3 und 10 Jahre nach Therapiebeginn mit DNCG evaluiert, ob der anfangs beobachtete klinische Nutzen auch dann noch vorhanden war, wenn andere Medikamente reduziert wurden bzw. über einen wie langen Zeitraum eine DNCG-Therapie erforderlich war. Zusätzlich wurde die bronchiale Hyperreagibilität, gemessen durch Provokationstests, untersucht (Abb. 1).

Aus: Dickson W. et al. (1979) Severe asthma in children – a 10 year follow-up. In: Pepys J., Edwards A. M. (eds) The mast cell: Its role in health and disease. Proc Int Symp Davos Switzerland, Pitman Medical, pp 343–352
Edwards A. M. et al. (1994) Sodium cromoglycate (Intal®) as an anti-inflammatory agent for the treatment of chronic asthma. Clin Exp Allerg 24: 612–623

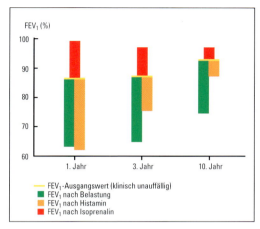

Abbildung 1. Einfluß von DNCG auf die bronchiale Hyperreagibilität bei Kindern über einen Zeitraum von 10 Jahren.

Bronchiale Hyperreagibilität nach Therapie
mit DNCG während der Pollensaison

Ziel dieser doppelblinden, plazebokontrollierten randomisierten Studie war, bei 22 Allergikern mit bronchialer Hyperreagibilität die Wirkung von DNCG (Intal®) während der »Birkenblüte-Saison« zu überprüfen. Histamin Provokationstests wurden vor, während und nach der Saison durchgeführt. Die Therapie erfolgte über 6 Wochen mit einer Dosis von 20 mg 4mal/Tag. Die klinische Beurteilung der Asthma-Symptomen-Scores und der PEF-Werte zeigte weniger Symptome und einen reduzierten Verbrauch an Bronchodilatatoren in der Verumgruppe. Die Histamin-Empfindlichkeit stieg in der Plazebogruppe nach 14 Tagen in der Pollen-Hochsaison signifikant an; danach wurden wieder präsaisonale Werte gemessen. In der Verumgruppe blieben die Werte durchweg konstant, was auf einen ausgezeichneten Schutz vor der Pollen-induzierten erhöhten Hyperreagibilität schließen läßt (Abb. 1). Die Ergebnisse unterstützen die Hypothese, daß die Hemmung der Mediatoren-Ausschüttung, wie sie für DNCG gezeigt werden konnte, zu einer Besserung der unspezifischen bronchialen Hyperreagibilität führt.

Aus: Löwhagen O. et al. (1985) Modification of bronchial hyperreactivity after treatment with sodium cromoglycate during pollen season. J Allerg Clin Immunol 75(4): 460–467

Weiterführende Literatur

Hoag J. E. et al. (1991) Long-term effect of cromolyn sodium on non-specific bronchial hyrer-responsiveness: a review. Ann Allerg 66(1): 53–63

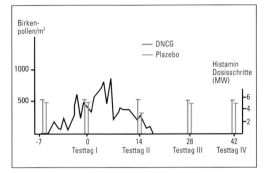

Abbildung 1. Wirkung von DNCG auf den Pollen-induzierten Anstieg der bronchialen Hyperreagibilität.

Inhalative DNCG-Therapie bei Kleinkindern und Kindern mit giemender Bronchitis

In dieser doppelblinden Cross-over-Vergleichs-Studie wurden 44 Kinder (Alter: <2 Jahre) mit rezidivierendem oder persistierendem giemenden Asthma mit DNCG-Aerosol oder Plazebo behandelt. Folgende altersbezogene Ergebnisse wurden ermittelt: in der Verumgruppe zeigten sich signifikante Verbesserungen in bezug auf nächtliches Husten, Schlafstörung, Giemen und Aktivität bei den 24 Kindern im Alter ≥ 12 Monate zu Studienbeginn, während bei den jüngeren Kindern (n=20) die Medikation keinen Einfluß auf die Beschwerden hatte. Schließlich ergab sich, daß die Eltern der ≥12 Monate alten Kinder der DNCG-Therapie positiv gegenüber standen, während die Eltern der jüngeren Gruppe Plazebo als günstiger einschätzten, obwohl sich keine statistische Signifikanz ergab.

Bemerkung:
Hier ist die Überlegung berechtigt, ob die Darreichungsform (Aerosol) sinnvoll ist – insbesondere bei dieser Altersgruppe.
Wird die vom Autor vorgeschlagene sog. »optimierte Inhalation« durchgeführt (s. Praktische Hinweise S. 131), so kommt es im praktischen Therapiealltag zu ausgezeichneten Ergebnissen (siehe Text).

Aus: Geller-Bernstein C. et al. (1982) Nebulised sodium cromoglycate in the treatment of wheezy bronchitis in infants and young children. Respiration 43(4): 294–298
Edwards A. M. et al. (1994) Sodium cromoglycate (Intal®) as an anti-inflammatory agent for the treatment of chronic asthma. Clin Exp Allerg 24: 612–623

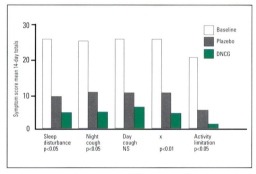

Abbildung 1. Wirkung von DNCG-Aerosol beim Asthma von Kleinkindern.

Inhalatives DNCG in der Therapie des kindlichen Asthmas

In diese doppelblinde, plazebokontrollierte Cross-over-Studie wurden 48 asthmakranke Kinder (Alter: 2–6 Jahre) aufgenommen. Sie erhielten 4mal täglich über 6 Wochen 10 mg DNCG (Intal®) als Aerosol verabreicht. Die Therapiewirksamkeit wurde in Tageskartei-karten dokumentiert. In der Verumgruppe konnte der Asthmahusten tagsüber und nachts sowie der gesamte Symptomenscore signifikant (<0,05) im Vergleich zur Plazebo-gruppe gebessert werden, außerdem zeigte sich zumindest tendenziell auch das Giemen reduziert. Ein statistisch signifikanter Unterschied zeigte sich auch zugunsten von DNCG was den Schweregrad der Asthma-erkrankung (2 Wochen, p<0,05 und 6 Wochen p<0,01) und die klinische Wirk-samkeitsbeurteilung (p<0,005) betraf. Die Ergebnisse der Studie zeigen deutlich, daß sich DNCG sehr gut für die Behandlung des kindlichen Asthmas eignet, wenn das Medikament als Aerosol über einen Vernebler verabreicht wird.

Bemerkung:
Es kommt ohne Zweifel in dieser Alters-gruppe (bis 6 Jahre) auf die Art der Verabrei-chung des Medikamentes an.
Wird die vom Autor vorgeschlagene sog. »optimierte Inhalation« durchgeführt (s. Prak-tische Hinweise S. 131) so kommt es im praktischen Therapiealltag zu ausgezeichne-ten Ergebnissen (siehe Text).

Aus: Edwards A. M. et al. (1994) Sodium cromo-glycate (Intal®) as an anti-inflammatory agent for the treatment of chronic asthma. Clin Exp Allerg 24: 612–623
Kuzemko J. et al. (1991) The effect of inhaled sodium cromoglycate when delivered via a nebu-haler in the treatment of childhood asthma. Thorax 46 (part 10): 769P–770P

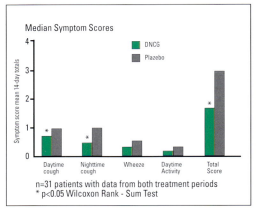

Abbildung 1. Wirkung von DNCG-Aerosol (5 mg) bei kind-lichem Asthma. (Die 5-mg-Hub-Form ist in Deutschland noch nicht erhältlich; es gibt hier nur die 1-mg-Hub-Form).

NEDOCROMIL-NA UND KINDER

Nedocromil-Natrium in der Asthmatherapie bei Kindern – Übersichtsarbeit

Zur Therapie des Asthma bronchiale wird heute neben der Bronchospasmolyse auch die antientzündliche Therapie empfohlen. Bei schweren Formen wird man dazu inhalative Glukokortikoide empfehlen müssen, bei leichteren Formen haben sich nicht-steroidale Substanzen bewährt. Eine Reihe von Studien zeigt, daß sich Nedocromil-Na (Tilade[®1]) sowohl als antiinflammatorisches Basis- als auch Langzeittherapeutikum bei Kindern als hochwirksam und sehr gut verträglich erwiesen hat. Ganz besonders vorteilhaft wirkt sich Nedocromil-Na auf den Asthmahusten aus.

Wönne et al. untersuchten nach doppelblindem Cross-over-Design 12 Kinder mit intermittierendem Asthma und bronchialer Hyperreagibilität hinsichtlich der Wirksamkeit von Nedocromil-Na. Die Patienten inhalierten nach Vorbehandlung mit Plazebo und 4 mg als Dosieraerosol appliziertem Verum Kaltluft in steigenden Dosen, bis eine signifikante Zunahme des spezifischen Atemwegswiderstandes eintrat. Während unter Plazebo bei 10 von 12 Kindern eine bronchiale Hyperreagibilität nachzuweisen war, zeigten 5 der mit Nedocromil-Na vorbehandelten Kinder keine bronchiale Reaktion mehr, bei den anderen war eine signifikante Anhebung der bronchialen Reizschwelle nachweisbar.

Armenio et al. konnten in einer Studie mit 209 asthmatischen Kindern unter Nedocromil-Na signifikante Besserungen des Asthma-Schweregrades, der morgendlichen Peak-flow-Werte sowie im Bedarf an Bronchodilatatoren ermitteln.

Harnden et al. untersuchten die Wirkung von Nedocromil-Na bei 90 Kindern im Alter von 3,2–12 Jahren über 2mal 6 Wochen in einer doppelblinden Cross-over-Studie. Bei diesen Kindern war ihre Erkrankung erst kürzlich diagnostiziert worden, und sie waren bis zum Untersuchungszeitpunkt ausschließlich mit Bronchospasmolytika behandelt worden. Die Studie zeigt, daß Nedocromil-Na deutlich die Symptome reduzierte, außerdem nahm die Zahl der symptomfreien Tage sowie der Bedarf an zusätzlichen Bronchospasmolytika signifikant ab (Tab. I).

Pifferi et al. untersuchten 15 Kinder mit atopischem Asthma. Durch Nedocromil-Na-Behandlung stieg der PD_{20} FEV_1-Wert (Metacholin) signifikant an. Krankheitssymptome sowie Kortikoid- und Bronchospasmolytika-Verbrauch nahmen deutlich ab.

Shields et al. prüften in einer 12monatigen Studie an 65 asthmatischen Kindern die Arzneimittelsicherheit und Verträglichkeit von Nedocromil-Na. Die Kinder erhielten neben ihrer bronchospasmolytischen Therapie täglich 4mal 4 mg Nedocromil-Na. Nur 6 Kinder berichteten über unerwünschte Ereignisse, wobei ein kausaler Zusammenhang mit der Prüfmedikation nicht ermittelt werden konnten. 92% der Kinder und Eltern akzeptierten Nedocromil-Na.

Da Husten Ausdruck entzündlicher Veränderungen der Atemwege ist, und dem Asthmahusten im Kindesalter ein bedeutender Stellenwert zukommt, wie er auch bereits Ausdruck einer frühen und milden Asthmaerkrankung sein kann und unbe-

---

[1] = identisch mit Halamid®

Tabelle I. Wirksamkeit von Nedocromil-Na im Vergleich zu Plazebo.

Parameter	Nedocromil-Na	Plazebo	p-Wert
Symptomen-Score (tagsüber)	0,93	1,13	0,014
Gesamt-Symptomen-Score	1,75	2,11	0,007
Symptomfreie Tage	36%	29%	0,044
Tage mit ß2-Agonisten-Bedarf	41%	47%	0,050
Präferenz (n = 59)	37	22	0,050

handelt oft zu chronisch-persistierendem Husten führt, prüfte Mellon Nedocromil-Na bei 234 Kindern mit Asthmahusten in einer 12wöchigen doppelblinden Multi-centerstudie. Bereits nach der 4. Therapie-woche zeigte sich ein signifikanter Unter-schied zwischen Verum und Plazebo. Die antitussive Wirkung von Nedocromil-Na wurde auch von Barnes et al. bestätigt, die Daten von über 800 Patienten auswerteten. Nach ihrer Analyse besserte sich der Astma-husten bereits am ersten Tag der regel-mäßigen Nedocromil-Na-Inhalation.

In der letztgenannten Untersuchung sowie der Untersuchung von Penner et al. wurde auch die antiinflammatorische Wirkung von Nedocromil-Na erklärt: Durch die Substanz werden die Chlorid-Kanäle in den Zellmem-branen der Entzündungs-, Effektor- und Nervenzellen blockiert. In den Nervenzellen verhindert die Chlorid-Ionen-Blockade die Impulsweiterleitung, was für die Hemmung des Asthmahustens verantwortlich gemacht wird.

Aus: Darlath W. (1995) Asthma bronchiale: Stellen-wert der Nedocromil-Natrium-Therapie bei Kindern. Therapiewoche Pädiatrie 8 (6): 519–520

Weiterführende Literatur

Armenio L. et al. (1993): in Nedocromil-Na und Kinder
Barnes P. J. et al. (1989): in Nedocromil-Na und Husten
Harnden A. R. et al. (1994) Efficacy of nedocromil sodium used with a spacer device in the younger asthmatic. Congress European Respiratory Society, Oct. 1994, Nizza
Mellon M (1995) Nedocromil sodium 4 mg via MDI reduces cough in asthmatic children. Ann Allerg Asthma Immunol 74: 90
Penner R. et al. (1988) Regulation of calcium influx by second messengers in rat mast cells. Nature 334: 499–504
Pifferi M. et al. (1994) The long-term effects of nedocromil sodium on bronchial responsiveness to methacholine and respiratory symptoms in atopic asthmatic children. Mediat Inflam 3: 51
Shields M. et al.: One year of treatment with flavoured nedocromil sodium in young children. In: Harnden et al.
Wönne R. et al. (1990) Untersuchung der protek-tiven Wirkung von Nedocromil-Na mit bron-chialen Kaltluftprovokationen bei Kindern mit Asthma bronchiale. Pneumol 44:1193–1195

Nedocromil-Natrium bei Kindern mit Asthma

Im Rahmen dieser randomisierten, doppel-blinden 12wöchigen Studie wurden Wirksam-keit und Verträglichkeit von Nedocromil-Na (Tilade®) (4mal täglich 2 Sprühstöße) im Vergleich zu Plazebo als Zusatztherapie zu der bereits vorhandenen Medikation (meist Bronchodilatatoren p.i.) bei 209 asthma-kranken Kindern untersucht. Die Kinder waren zwischen 6 und 17 Jahre alt. 110 Kinder erhielten Nedocromil-Na, 99 Kinder erhielten Plazebo. **Statistisch signifikante und klinisch relevante Unterschiede zugunsten des Verums konnten für die Verbesserung** des Asthmaschweregrades, die morgend-lichen und am Abend gemessenen Peak-flow-Werte sowie den Bedarf an Broncho-dilatatoren gezeigt werden (Abb. 1). 68 Kinder/ Eltern (=78%) bewerteten den Therapieerfolg unter Nedocromil-Na mit »sehr gut oder gut«, während Plazebo nur von 52 Kindern/ Eltern (=59%) mit »sehr gut oder gut« bewertet wurde (Abb. 2).

Aus: Armenio L. et al. (1993) Double blind, placebo controlled study of nedocromil sodium in asthma. Arch Dis Child 68: 193–197

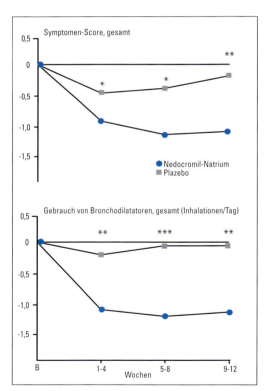

Abbildung 1. Veränderungen verschiedener Parameter nach den geführten Tageskarteikarten: Durchschnittliche Veränderungen ausgehend vom Baseline-Wert (B). Die Baseline-Werte waren bei den Behandlungsgruppen ähn-lich. Nedocromil-Na/Plazebo: Symptomen-Score gesamt: 2,22/2,05; Gebrauch von Bronchodilatatoren gesamt: 1,91/1,30 Inhalationen/Tag. $***p < 0,001$; $**p < 0,01$; $*p < 0,05$.

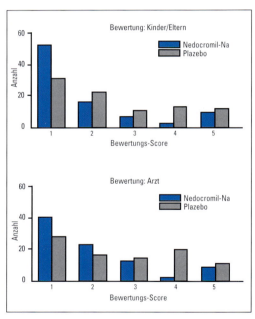

Abbildung 2. Anzahl der Kinder/Eltern, die über die Wirk-samkeit berichteten bzw. bei denen der Arzt die Wirksam-keitsbeurteilung vornahm. Beurteilung: 1=ausgezeichnet, 2=mäßig, 3=kaum, 4=nicht wirksam, 5=Verschlechte-rung des Zustands.

Wirksamkeit von Nedocromil-Natrium bei Kindern mit Graspollen-Asthma

Ziel dieser randomisierten, doppelblinden Vergleichsstudie war es, die Wirksamkeit und Verträglichkeit von Nedocromil-Na (Tilade®) bei Kindern mit Graspollen-Asthma zu untersuchen. 31 Kinder und Jugendliche (Alter: 4–21 Jahre) wurden während der Pollensaison 4 Wochen lang entweder mit Nedocromil-Na (4mal täglich 2 Sprühstöße) oder mit Plazebo behandelt. Vorausgegangen war jeweils ein Beobachtungszeitraum von einer Woche, in der die Kinder eine eindeutige Symptomatik ihres allergischen Geschehens auf Pollen unter Beweis stellen mußten. Die statistisch signifikanten Unterschiede zwischen Verum und Plazebo bei verschiedenen Parametern zeigen die Abbildungen 1 und 2. Angesichts der Tatsache, daß alle Kinder bereits bei Aufnahme in die Studie eine entsprechende Asthma-Symptomatik aufwiesen, **wird die Behandlung mit Nedocromil-Na von den Autoren nicht nur als wirksame Therapie angesehen, sondern sie betonen ausdrücklich, daß es sich bei Nedocromil-Na um eine Substanz handelt, die als »Mittel der ersten Wahl« bei der Behandlung des kindlichen Asthmas in Betracht gezogen werden sollte, insbesondere auch deswegen, weil sie sehr gut verträglich ist.**

Aus: Businco L. et al. (1990) A double-blind, placebo-controlled study to assess the efficacy of nedocromil sodium in the management of childhood grass-pollen asthma. Clin Exp Allerg 20: 683–688

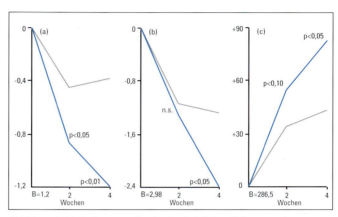

Abbildung 1. Veränderungen der durchschnittlichen Schweregrade von morgendlichem Engegefühl (a), Verbrauch an Bronchodilatatoren (b) und morgendlichen PEFR-Werten (c) lt. Aufzeichnungen aus den Tageskarteikarten zwischen Baseline und nach 2–4 Wochen Therapie. B=Baseline-Wert; blaue Linie=Nedocromil-Na; graue Linie = Plazebo.

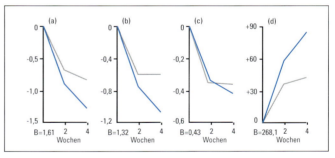

Abbildung 2. Veränderungen der durchschnittlichen Schweregrade von Husten (a), Asthma tagsüber (b), Asthma bei Nacht (c) und PEFR-Werte bei Nacht (d) lt. den Aufzeichnungen aus den Tageskarteikarten zwischen Baseline und nach 2–4 Wochen Therapie. B=Baseline-Wert; blaue Linie = Nedocromil-Na; graue Linie = Plazebo.

Einfluß von Nedocromil-Na auf die Hyperreagibilität des Bronchialsystems bei Kindern

In diese doppelblinde, randomisierte Cross-over-Studie wurden 10 Jugendliche/Kinder (Alter: 11–16 Jahre; m/w 7/3) aufgenommen. Alle Patienten litten an reproduzierbarem Anstrengungsasthma, kein Patient hatte Zeichen einer Pollensensibilisierung, 4 dagegen eine Hausstaubmilben-Allergie. Weitere Erkrankungen lagen nicht vor. In den 3 Monaten vor Studienbeginn wurden keine Steroide verabreicht, Theophyllin-Präparate wurden 36 h, DNCG 24 h und Beta-2-Sympathikomimetika 12 h vor Studienbeginn abgesetzt.
Die am Modell des Anstrengungsasthmas durchgeführte Untersuchung zeigte, daß die belastungsabhängigen Lungenfunktionsveränderungen unter Nedocromil-Na (Tilade®) (inhalative Gabe von 4 mg (2 x 2 mg) jeweils 30 min vor Belastung) signifikant geringer waren ($p < 0,05$) als unter Plazebo (Abb. 1). Die Ergebnisse zeigen eindeutig den protektiven Effekt von Nedocromil-Na auf das hyperreagible Bronchialsystem des jugendlichen Asthmatikers.

Aus: Bauer C.P. et al. (1988) Einfluß von Nedocromil-Na auf die Hyperreagibilität des Bronchialsystems des jugendlichen Asthmatikers. Mschr Kinderheilkd 136: 810–814

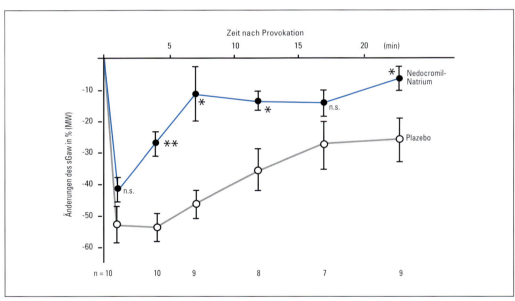

Abbildung 1. Änderung der Lungenfunktion (sGaw) in den ersten 22 min nach Laufbelastung unter Nedocromil/Plazebo-Medikation bei Kindern mit Anstrengungsasthma (n = 10).

NEDOCROMIL-NA VERSUS PLAZEBO

Nedocromil-Natrium und Plazebo in der Behandlung des Asthmas

In dieser multizentrischen, doppelblinden Parallel-Studie wurden 69 Patienten mit Asthma behandelt. 34 Pat. (Alter: 21–67 Jahre; Geschlecht: 18/16 m/w) erhielten Nedocromil-Na (Tilade®), 35 Pat. (Alter: 20–69 Jahre; Geschlecht: 14/21 m/w) Plazebo. Die Dosierung wurde mit 4mg 2mal täglich als inhalative Gabe festgelegt. Inhalative Korti-koide, die von 22 Pat. aus der Nedocromil-Na-Gruppe und von 24 Pat. aus der Plazebo-Gruppe vor Studienbeginn zur Behandlung ihres Asthmas benutzt wurden, wurden abgesetzt. Nach einer 2wöchigen Therapie-pause wurde die Behandlung begonnen. Klinische Untersuchungen, Lungenfunktion (Abb. 1 und 2), Symptome und subjektive Bewertung, die in 2wöchigem Abstand beurteilt wurden, stellten sich als signifikant zugunsten von Nedocromil-Na heraus ($p < 0,05 - p < 0,001$). Aus den Tageskartei-karten-Aufzeichnungen war ein ähnlicher Trend abzulesen, mit signifikanter Besserung durch Nedocromil-Na nach der 3. Woche. Blut- und Urin-Werte blieben unter Therapie unver-

ändert. 5 Pat. aus der Nedocromil- und 6 Pat. aus der Plazebo-Gruppe brachen die Therapie ab – meist wegen Verschlechterung ihres Asthmas. Insgesamt ist Tilade® als ein gut verträgliches und wirksames Medikament für die Therapie des Asthmas zu bewerten.

Aus: Greif J. et al. (1989) Nedocromil sodium and placebo in the treatment of bronchial asthma – A multicenter, double-blind, parallel-group comparison. Chest 96(3): 583–588

Weiterführende Literatur

Schwartz H. J. et al. (1993) Highlights of the nedo-cromil sodium clinical study presentations. J Allerg Clin Immunol 92: 204–209

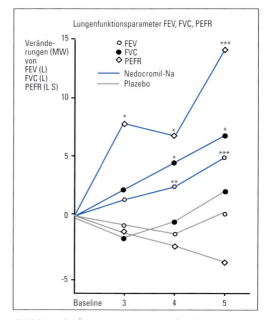

Abbildung 1. Klinische Beurteilung des Asthmaschwere-grades im Verlauf über die Therapiezeit auf einer Skala von 0 (keine Symptome) bis 4 (schweres Asthma). Ausgangs-wert für Nedocromil-Na (blaue Linie) 2,4; für Plazebo (graue Linie) 2,0. Der Unterschied zugunsten von Nedocromil im Vergleich zu Plazebo ist bei allen klinischen Untersuchun-gen statistisch signifikant: *p<0,05. Klinische Beurteilungen wurden in 2wöchigen Abständen durchgeführt.

Abbildung 2. Änderung der Lungenfunktionsparameter FEV1, FVC und PEF im Verlauf über die Therapiezeit. Ausgangswerte Nedocromil-Na (blaue Linie): FEV1 1,9l; FVC 3,2l; PEF 4,7l/s. Ausgangswerte für Plazebo (graue Linie): FEV1 2,0l; FVC 3,3l; PEF 5,0l/s. Der Unterschied zugunsten von Nedocromil im Vergleich zu Plazebo ist bei allen klinischen Untersuchungen statistisch signifikant: *<0,05; **p<0,01; ***p<0,001.

Wirksamkeit von Nedocromil-Natrium beim Asthma –
Ergebnisse einer 3-Monats-Studie

Ziel dieser randomisierten, doppelblinden, plazebokonrtollierten Studie war es, die anti-inflammatorischen Eigenschaften von Nedocromil-Na (Tilade®) bei steroidbedürftigen Asthmatikern zu bestätigen sowie Verträglichkeit und Wirksamkeit zu überprüfen. Nach einer 4wöchigen Beobachtungs- und Dokumentationszeit wurden 188 Patienten in die Studie aufgenommen. 127 Pat. (Alter: 18–78 Jahre; Geschlecht: 55/72 m/w) erhielten 4mal täglich 2 Sprühstöße à 2mg Nedocromil-Na über 12 Wochen, 61 Pat. (Alter: 18–72 Jahre; Geschlecht: 21/40 m/w) erhielten Plazebo. Bei 10 Patienten traten im Studienverlauf unerwünschte Wirkungen auf (7 unter Verum, 3 unter Plazebo). 3 Patienten aus jeder Gruppe brachen die Studie ab, da sich ihr Asthma verschlechtert hatte. Obwohl für die Studie nur Patienten ausgewählt wurden, deren Asthma unter herkömmlicher Therapie, z.B. Steroiden und Bronchodilatatoren, stabil war und die sich auch einverstanden erklärten, ihre bestehende Therapie während der Studiendauer fortzuführen, konnten insge-samt zwar nur leichte, aber doch signifikante Besserungen durch Nedocromil-Na erreicht werden. Dies wurde durch Analyse des Tageskarteikarten-Symptomen-Scores (Abb.1 und 2), der Bestimmung von morgens und abends durchgeführten PEF-Werten sowie dem veränderten, bedarfsgerechten Gebrauch von inhalativen ß-Agonisten (Abnahme des ß-Agonisten-Gebrauchs: im Durchschnitt 1,03 Sprühstöße/Tag; p < 0,05) bestätigt. Die Ergebnisse zeigen, daß die inhalative Gabe von Nedocromil-Na zusätzlich zur herkömmlichen Asthmatherapie die Symptome günstig beeinflußt.

Aus: Rebuck A. S. et al. (1990) A 3-month evaluation of the efficacy of nedocromil sodium in asthma: A randomized, double-blind, placebo-controlled trial of nedocromil sodium conducted by a Canadian multicenter study group. J Allerg Clin Immunol 85(3): 612–617

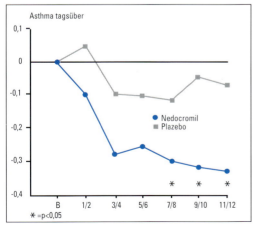

Abbildung 1. Tageskarteikarten-Symptomen-Scores für Nedocromil-Na und Plazebo – tagsüber. Abszisse: Zeit (Wochen); Ordinate: Veränderungen des Symptomen-Scores ausgehend vom Ausgangswert (Durchschnittswerte). Ausgangswerte für Nedocromil-Na bzw. Plazebo sind 1,52 bzw. 1,55.

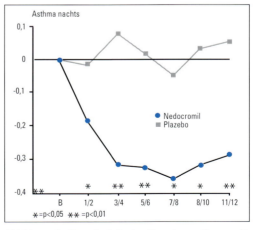

Abbildung 2. Tageskarteikarten-Symptomen-Scores für Nedocromil-Na und Plazebo – während der Nacht. Abszisse: Zeit (Wochen); Ordinate: Veränderungen des Symptomen-Scores ausgehend vom Ausgangswert (Durchschnittswerte). Ausgangswerte für Nedocromil-Na bzw. Plazebo sind 1,09 bzw. 0,95.

Wirksamkeit und Sicherheit von Nedocromil-Na in der Asthma-Therapie

Ziel dieser plazebokontrollierten, doppelblinden multizentrischen Vergleichsstudie, die über 16 Wochen durchgeführt wurde, war, die Wirksamkeit von Nedocromil-Na (Tilade®) bei Erwachsenen mit chronischem Asthma zu beurteilen. Bei allen Patienten lag ein durch »sustained release« Theophyllin-Präparate (SRT) stabilisierter Krankheitszustand vor. Insgesamt konnten 121 Patienten ausgewertet werden. 60 Pat. (Alter: 12–70 Jahre; Geschlecht: 8/52 w/m) erhielten Nedocromil-Na (4mal täglich 2 Sprühstöße a` 2 mg), 61 (Alter: 12–67 Jahre; Geschlecht: 20/41 w/m) Plazebo. Für die ersten 2 Wochen nach Studienbeginn wurde der tägliche kumulative durchschnittliche Symptomenscore analysiert. Abbildung 1 zeigt den signifikant niedrigeren Symptomen-Score bei den Patienten, die Nedocromil-Na erhielten: von Tag 1 zu Tag 3 (p<0,05), für die folgenden 11 Tage (p<0,05). Im gleichen Zeitraum war der durchschnittliche Symptomen-Score für den Asthmaschweregrad nachts und tagsüber sowie für symptomatischen Husten in der Nedocromil-Gruppe signifikant niedriger (Abb.2). Auch nach Absetzen von SRT und nachfolgend auch von oralen Beta-2-Agonisten verschlechterten sich weder die Asthmabeschwerden tagsüber noch der Husten in der Therapie-Gruppe. Die Beurteilung der Therapiewirksamkeit von Arzt und Patient fiel signifikant zugunsten von Nedocromil-Na aus (p<0,001) (Tab. I).

Messungen der Lungenfunktionsparameter zeigten, daß in der Plazebo-Gruppe nach

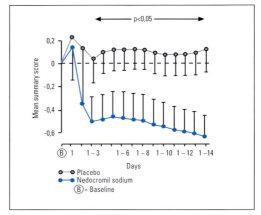

Abbildung 1. Mittelwerte (±SA) der Asthma-Symptomen-Scores für jeden Tag in den ersten beiden Studienwochen, in denen die Patienten entweder Nedocromil-Na oder Plazebo zusätzlich zu ihrer Erhaltungstherapie bekamen.

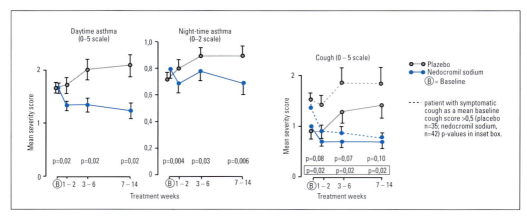

Abbildung 2. (a) Asthma tagsüber; (b) Asthma nachts; (c) Husten – die p-Werte (eingerahmt) in der Graphik beziehen sich auf Patienten (gestrichelte Linie), die vor Studienbeginn Husten angaben (Nedocromil-Na n=42; Plazebo n=35). Symptomen-Scores (Durchschnittswerte) für die Asthmabeschwerden am Tage aus den Tagebuchaufzeichnungen (Ausgangswerte und Therapiewochen 1–2, 3–6, 7–14).

Beurteilung	Ärzte Nedocromil-Na	Plazebo	Patienten Nedocromil-Na	Plazebo
Hochwirksam	25	8	16	8
Mäßig wirksam	15	14	24	10
Kaum wirksam	10	5	11	8
Keine Wirkung	8	19	7	21
Verschlechterung	1	2	1	1
Versagen d. Ther.	1	12	1	12
Signifikanz	**p<0,001**		**p<0,001**	

Tabelle I. Wirksamkeitsbeurteilung bei Studienende.

Absetzen von SRT die PEF-Rate abfiel, während sie unter Nedocromil-Na stabil blieb bzw. sich signifikant erhöhte – morgens (p = 0,01) und abends (p = 0,03) –, wenn die Patienten Nedocromil-Na nahmen. Ähnlich veränderten sich die FEV1-Werte: In der Therapie-Gruppe stieg der Wert in den ersten 2 Wochen an und blieb auch in der Folgezeit höher, während er in der Plazebo-Gruppe abfiel. Geschmacksirritationen waren die am häufigsten genannten unerwünschten Begleiterscheinungen (25 %/8 % Nedocromil-Na/Plazebo). Die zusätzliche Gabe von Nedocromil-Na bewirkte bei den Patienten, die ihre SRT- und inhalative Beta-2-Agonisten-Therapie beibehielten, eine rasche signifikante Besserung der subjektiven Beschwerden sowie der Lungenfunktionsparameter.

Aus: Cherniack R. M. et al. (1990) A double-blind, multicentre group comparative study of the efficacy and safety of nedocromil sodium in the management of asthma. Proc Asthma Symp Montreal, June 1990: 96–99

Weiterführende Literatur

Schwartz H. J. et al. (1993) Highlights of the nedocromil sodium clinical study presentations. J Allerg Clin Immunol 92: 204–209

Bemerkung: Es wurde in dieser Studie kein geschmackskorrigiertes Verum eingesetzt! Das in Deutschland auf dem Markt befindliche Tilade® enthält ein Korrigens! (deutlich bessere Akzeptanz, keine Geschmacksirritationen).

Wirksamkeit und Verträglichkeit von Nedocromil-Na versus Plazebo bei reversibler chronisch-obstruktiver Atemwegserkrankung

In diese 8wöchige, doppelblinde Vergleichs-studie wurden 42 Patienten mit chronisch-obstruktiven Atemwegserkrankungen einbe-zogen. 21 Pat. (Alter: 25–62 Jahre; Ge-schlecht: 14/7 m/w) erhielten Nedocromil-Na (Tilade®) (4 mg qid), 21 Pat. (Alter: 23–66 Jahre; Geschlecht: 13/8 m/w) Plazebo. Die subjektive Beurteilung durch die Patienten fiel hinsichtlich nächtlicher Symptomen-Scores und abendlicher PEFR-Werte zugunsten von Nedocromil-Na aus, ebenso galt dies für die Bewertung der Asthmaschweregrade durch die Ärzte. Ein statistisch signifikanter Unter-schied (p<0,05) ergab sich zugunsten von Nedicromil-Na im Verbrauch von inhalativen Bronchodilatatoren in den letzten 2 Therapie-wochen (Abb.1). Die Wirksamkeit ingesamt wurde von Ärzten und Patienten zugunsten von Nedocromil-Na beurteilt (Signifikanz: p<0,01(Patienten) und p<0,05 (Ärzte)) (Abb.2). Die Verträglichkeit war i.a. gut. Aufgrund der positiven Therapieergebnisse kann Nedocromil-Na für die Präventions-therapie bei chronisch-obstruktiven Atem-wegserkrankungen empfohlen werden.

Aus: Del Bufalo C. et al. (1993) Efficacy and tolerability of nedocromil sodium versus placebo in chronic reversible obstructive airways disease. J Invest Allerg Clin Immunol 3(3): 136–141

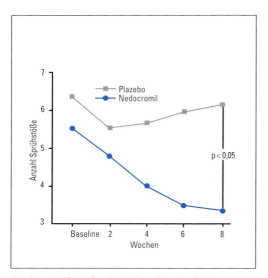

Abbildung 1. Bedarf an inhalativen Bronchodilatatoren.

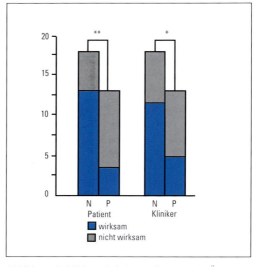

Abbildung 2. Wirksamkeitsbeurteilung durch Ärzte und Patienten von Nedocromil-Na im Vergleich zu Plazebo.

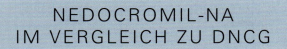

NEDOCROMIL-NA
IM VERGLEICH ZU DNCG

Behandlung von reversiblen, chronisch-obstruktiven Atemwegserkrankungen
– Nedocromil-Na effektiver als DNCG –

Zur Wirksamkeitsüberprüfung von Nedocromil-Na (Tilade®) und DNCG (Intal®) gegenüber Plazebo konnten 132 Patienten in die multizentrische, doppelblinde Vergleichsstudie einbezogen werden. Alle Patienten erhielten inhalative ß2-Agonisten und Kortikosteroide zur Behandlung ihrer chronisch-obstruktiven Atemwegserkrankung. Der 6wöchigen Studienphase war eine 4wöchige Run-in-Periode vorgeschaltet, in der die Dosis der inhalativen Kortikosteroide um 50% reduziert wurde. Nach Verschlechterung um 10 Punkte auf der Symptomen-Werteskala erhielten 46 Pat. (Alter: 30–73 Jahre; Geschlecht: 19/27 m/w) Nedocromil-Na (4 mg qid), 42 Pat. (Alter: 32–71 Jahre; Geschlecht: 29/13 m/w) DNCG (2 mg qid) und 44 Pat. (Alter: 20–75 Jahre; Geschlecht: 20/24 m/w) Plazebo. In beiden Verumgruppen stellte sich eine gegenüber Plazebo signifikante Verbesserung der Symptome tagsüber und nachts (Abb. 1 und 2) sowie der gesamten Symptomenscores

ein, wobei Nedocromil-Na statistisch signifikant gegenüber DNCG und Plazebo die Beschwerden tagsüber und nachts verbesserte. Die mit Nedocromil-Na behandelten Patienten konnten auch ihre ß2-Agonisten-Bedarfsdosis nachts signifikant reduzieren (Abb. 3), verglichen mit dem Bedarf in der DNCG- sowie Plazebogruppe. Die Lungenfunktionsparameter FEV1, FVC und PEFR unterschieden sich in den beiden Therapiegruppen nicht signifikant; dennoch zeigten sich Trends für eine bessere Wirkung von Nedocromil-Na in den Werten für FEV1 und PEFR.

DNCG als auch Nedocromil-Na linderten die Beschwerden – dennoch zeigte sich Nedocromil-Na dem DNCG in seiner Wirksamkeit bei Patienten mit chronisch-obstruktiver Atemwegserkrankung, die durch geringe bis mäßige Gaben inhalativer Kortikosteroide stabil eingestellt sind, überlegen.

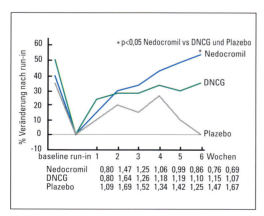

Abbildung 1. Symptome tagsüber. Statistisch signifikante Besserung in der Nedocromil-Na-Gruppe verglichen mit der DNCG- sowie Plazebo-Gruppe (Woche 6).

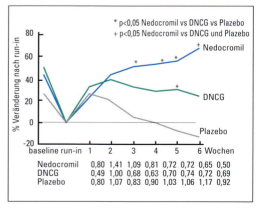

Abbildung 2. Symptome nachts. Nach der 3. Therapiewoche bis zum Studienende zeigten sich in der Nedocromil-Na-Gruppe statistisch signifikant weniger nächtliche Beschwerden. Ein statistisch signifikanter Unterschied zwischen Nedocromil-Na und DNCG ist in der 6. Therapiewoche deutlich.

Definition der Symptomenschwere (Sympt. tagsüber gehört zu Abb.1, Sympt. nachts zu 2 und 3).

Symptome tagsüber:

0 = keine Beschwerden;

1 = gelegentliches wheezing oder Atem-losigkeit, die durch Bronchodilatatoren gelindert werden;

2 = wheezing oder Kurzatmigkeit ohne Einschränkung der Alltagsaktivitäten;

3 = wheezing oder Kurzatmigkeit mit gelegentlicher Einschränkung der Alltagsaktivitäten;

4 = starke Einschränkung der Alltagsaktivitäten bei insgesamt schlechtem Zustand.

Symptome nachts:

0 = keine Beschwerden;

1 = einmaliges Aufwachen wegen wheezing oder Husten, aber kein Gebrauch von Bronchodilatatoren;

2 = einmaliges Aufwachen wegen wheezing oder Husten, und Gebrauch von Bronchodilatatoren;

3 = einmaliges Aufwachen für über eine Stunde oder öfteres Aufwachen wegen wheezing oder Husten;

4 = Wachliegen den größten Teil der Nacht wegen wheezing oder Husten.

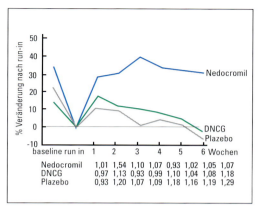

	baseline run in	1	2	3	4	5	6
Nedocromil	1,01	1,54	1,10	1,07	0,93	1,02	1,05	1,07
DNCG	0,97	1,13	0,93	0,99	1,10	1,04	1,08	1,18
Plazebo	0,93	1,20	1,07	1,09	1,18	1,16	1,19	1,29

Abbildung 3. Nächtlicher Bedarf an Bronchodilatatoren. Patienten unter Nedocromil-Na verbrauchten statistisch weniger inhalative ß2-Agonisten im Vergleich zur Plazebo-Gruppe (3.–6. Woche) oder DCNG-Gruppe (5. Woche).

Aus: Lal S. et al. (1993) Nedocromil sodium is more effective than cromolyn sodium for the treatment of chronic reversible obstructive airway disease. Chest 104(2): 438–447

Weiterführende Literatur

Orefice U. et al. (1992): in Nedocromil-Na im Vergleich zum inhalativen Steroid BDP (Beclo-metasondipropionat)

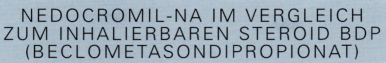

NEDOCROMIL-NA IM VERGLEICH ZUM INHALIERBAREN STEROID BDP (BECLOMETASONDIPROPIONAT)

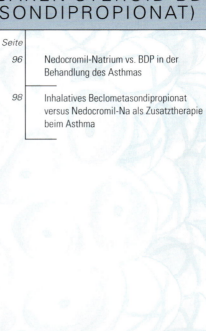

Nedocromil-Na versus BDP in der Behandlung des Asthmas

In die multizentrische, randomisierte Gruppen-vergleichsstudie wurden 202 Patienten mit einem seit mindestens 2 Jahren bestehenden Asthma einbezogen. 69 Pat. (Alter: 12–72 Jahre; Geschlecht: 45/24 m/w) erhielten Nedocromil-Na (Tilade®) (4mal/Tag 4 mg p.i.), 68 Pat. (Alter: 12–68 Jahre; Geschlecht: 38/30 m/w) BDP (4mal/Tag 0,1 mg p.i.) und 65 Pat. (Alter: 14–64 Jahre; Geschlecht: 41/24 m/w) erhielten Plazebo (4mal/Tag 2 Hübe). Die auf eine 2wöchige Baseline-Periode folgende 6wöchige Therapiephase zeigte, daß sowohl durch Nedocromil-Na als auch durch BDP gegenüber Plazebo Verbesserungen der FEV1- und Reduzierungen der sRaw-Werte erreicht wurden (Abb. 1 und 2). Die Peak-flow-Werte stiegen in allen 3 Gruppen leicht an. In den beiden Verumgruppen waren Abnahme des Asthmaschweregrades (Tab. I) bei verminderter Atemnot und geringerem Husten sowie ein reduzierter Verbrauch inhalativer Bronchodilatatoren festzustellen, dokumentiert durch die von den Patienten geführten Tageskarteikarten (Tab. II). Die unter Nedocromil-Na beobachtete deutliche klinische Besserung des Symptoms Husten wurde auch in anderen klinischen Prüfungen bestätigt (Chatterjee et al. 1986; Fairfax et al. 1988) sowie in pharmakologischen Studien am Hund gezeigt (Eady et al. 1987; Jackson 1988).

Das nicht-steroidale Nedocromil-Na erwies sich in nahezu allen Parametern dem inhala-tiven BDP in der gewählten niedrigen Dosierung (0,4 mg /Tag) ebenbürtig.

Tabelle I. Minderung des Asthmaschweregrades nach 6wöchiger Therapie.

Score	Nedocromil-Natrium	BDP	Plazebo
Therapiebeginn	1,76	1,86	2,03
Therapieende	1,12*	1,22*	1,62

*p<0,05 vs. Plazebo
Score: 0 = beschwerdefrei bis 4 = sehr starke Beschwerden

Tabelle II. Ergebnisse subjektiver und objektiver Parameter erstellt anhand der von den Patienten geführten Tageskarteikarten.

Parameter	Nedo-cromil-Na vs. Plazebo	BDP vs. Plazebo	Nedo-cromil-Na vs. BDP
PEFR (morgens)	ns	ns	ns
PEFR (abends)	ns	ns	ns
Einsparung inhalat. Bronchodilatatoren	+	+	ns
Atemnot bei Tag	*	*	ns
Atemnot bei Nacht	ns	ns	ns
Husten bei Tag	**	*	ns
Husten bei Nacht	*	*	ns
Morgendliche Beklemmung	ns	ns	ns

ns = nicht signifikant; + = p < 0,10; * = p < 0,05; **=p < 0,01

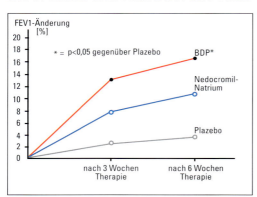

Abbildung 1. Änderung der mittleren FEV1-Werte (%) im Verhältnis zu den Ausgangswerten.

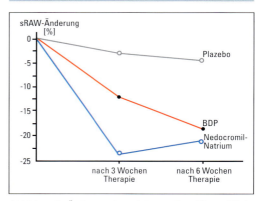

Abbildung 2. Änderung der mittleren sRaw-Werte (%) im Verhältnis zu den Ausgangswerten.

Aus: Bergmann K.-Ch. et al. (1989) Nedocromil-Natrium und Beclometasondipropionat in der Asthmatherapie. Atemw-Lungenkrkh 15 (5): 193–199

Weiterführende Literatur

Chatterjee P. C. et al. (1986) A trial comparing nedocromil sodium (Tilade) and plazebo in the management of perennial bronchial asthma. Eur J Respir Dis 69 (suppl 147): 314–316

Eady R. P. et al. (1987) The effect of nedocromil sodium (Tilade) on citric acid induced cough in conscious dogs. Am Rev Respir Dis 135: A 3889

Fairfax A. J. et al. (1988) A double-blind group comparative trial of nedocromil sodium and placebo in the management of bronchial asthma. J Intern Med Res 16: 216–224

Jackson D. M. (1988) The effect of nedocromil sodium, sodium cromoglycate and codein phosphate on citric acid-induced cough in dogs. Br J Pharmacol 93: 609–612

Inhalatives Beclometasondipropionat versus Nedocromil-Na als Zusatztherapie beim Asthma

Ziel dieser Untersuchung war, den Einfluß von BDP bzw. von Nedocromil-Na (Tilade®) als zusätzliche Therapie bei erwachsenen Asthmapatienten (n=17) zu beurteilen, deren Erkrankung durch regelmäßigen Gebrauch von Beta-2-Agonisten p.i. sowie mit oder ohne orale Theophylline nicht vollständig kontrolliert werden konnte. Nach einer 2wöchigen Baseline-Periode folgte die 8wöchige Untersuchung (doppelblind, cross-over) mit BDP (400 mcg/Tag p.i.) bzw. Nedocromil-Na (16 mg/Tag p.i.). Verglichen mit den Ausgangswerten zeigten sich unter Nedocromil-Na sowie auch BDP signifikante Besserungen der PEF-Werte morgens ($p < 0,05$) und abends ($p < 0,05$). Beide

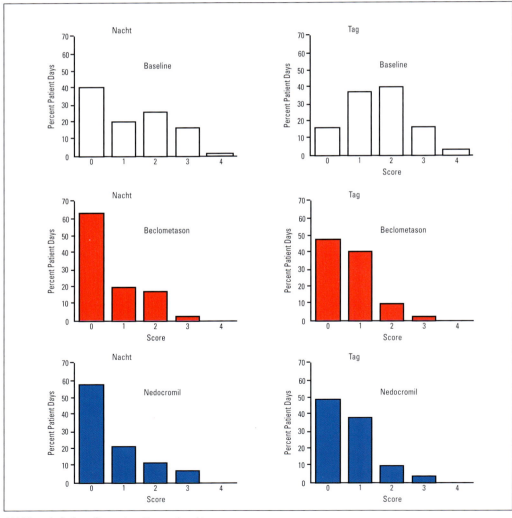

Abbildung 1. Asthma-Scores tagsüber und nachts.

Substanzen verbesserten signifikant alle Symptomen-Scores (Abb.1 und 2); zwischen BDP und Nedocromil-Na war hinsichtlich PEF, Husten und Asthma-Score am Tage kein signifikanter Unterschied festzustellen. Die Ergebnisse belegen die Ebenbürtigkeit beider Substanzen – allerdings bei der niedrigen Steroiddosis von 400 mcg/Tag.

Aus: Harper G. D. et al. (1990) A comparison of inhaled beclomethasone dipropionate and nedocromil sodium as additional therapy in asthma. Respir Med 84(6): 463–469

Weiterführende Literatur

Wassermann St. I. (1993) A review of some recent clinical studies with nedocromil sodium. J Allerg Clin Immunol 92: 210–215

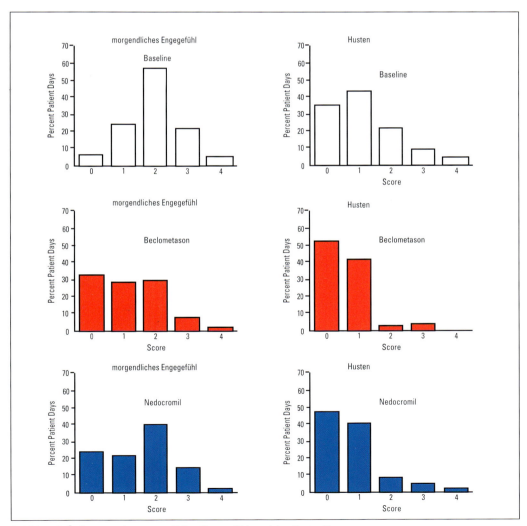

Abbildung 2. Änderungen des morgendlichen Engegefühls und des Husten-Scores.

NEDOCROMIL-NA UND BDP: REDUKTION DER BRONCHIALEN HYPERREAGIBILITÄT

Langzeittherapie mit DNCG, Nedocromil-Na und Beclometasondipropionat zur Senkung der bronchialen Hyperreagibilität bei Asthmapatienten

In die offene 12wöchige Gruppen-Vergleichs-studie wurden 165 Asthmapatienten mit langjährig bestehendem Asthmaleiden einbezogen. Der Grad der bronchialen Hyperreagibilität wurde durch die Metacholin-Provokationsdosis ermittelt. 39 Pat. erhielten DNCG (10 mg qid), 42 Pat. Nedocromil-Na (4 mg qid), 40 Pat. BDP (500 mcg tid), und 44 Pat. bildeten die Vergleichsgruppe. Bei Studienende wurde bei allen behandelten Patienten ein 2,25facher Anstieg der bronchialen Empfindlichkeit gegenüber Metacholin ($PD_{20}(FEV_1)$) gemessen (Abb. 1). Die Reduktion inhalativer Bronchodilatatoren nach 12wöchiger Therapie sowie Reduktion bzw. Absetzen oraler Steroide zeigen die Abbildungen 2 und 3. Abbildung 4 zeigt deutlich die

Verbesserung der Symptomen-Scores, ermittelt aus den Tageskarteikarten. Insgesamt bestätigt diese Studie die allgemein akzeptierte Positionierung von Nedocromil-Na zwischen DNCG einerseits und dem Steroid BDP andererseits. Signifikante Unterschiede zwischen den Behandlungen konnten nicht ermittelt werden.
(Kommentar aus Mutschler et al. (1996), bezugnehmend auf diese Abbildung: ... durch die Gabe von DNCG und Nedocromil-Na kann eine Reihe leichterer Asthmaformen ohne zusätzliche Medikation beherrscht werden,

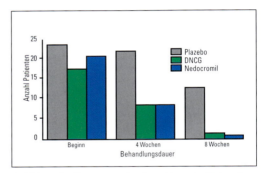

Abbildung 3. Absetzen oraler Steroide unter Behandlung von DNCG bzw. Nedocromil-Na.

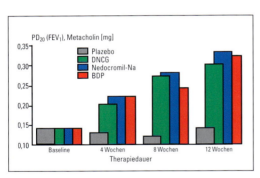

Abbildung 1. Veränderung der Provokationsdosis.

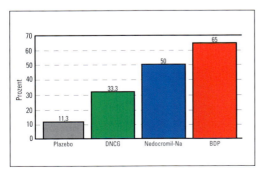

Abbildung 2. Reduktion inhalativer Bronchodilatatoren nach 12wöchiger Therapie.

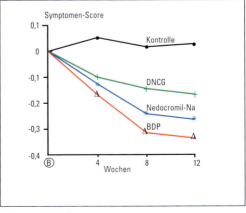

Abbildung 4. Änderung des Symptomen-Scores unter Langzeitbehandlung.

bei schweren Formen ist es möglich, die Dosis der anderen Anti-Asthmatika zu verringern. Die Erfolgsaussichten sind besonders hoch, wenn noch keine langjährige Manifestation besteht. Als Wirkmechanismus wurde bislang eine Blockade von Chloridkanälen bei aktivierten Mastzellen und damit eine verminderte Mediatorenfreisetzung nachgewiesen).

Aus: Orefice U. et al. (1992) Long-term treatment with sodium cromoglycate, nedocromil sodium and beclomethasone dipropionate reduces bronchial hyperresponsiveness in asthmatic subjects. Respiration 59(2): 97–101

Weiterführende Literatur

Mutschler E. et al. (1996) Arzneimittelwirkungen; Lehrbuch der Pharmakologie und Toxikologie; 7. Aufl. Wiss. Verlagsges. mbH, Stuttgart, S. 513

Langzeitwirkung von Nedocromil-Natrium und Beclometason-dipropionat auf die bronchiale Hyperreagibilität

In diese parallele, doppelblinde Langzeitstudie wurden 25, nicht mit Steroiden behandelte, erwachsene Patienten mit nicht-atopischem Asthma einbezogen. Nach einer 2monatigen Run-in-Phase folgte die 4monatige Therapiephase. 9 Pat. erhielten Nedocromil (Tilade®) (4mal/Tag 4 mg p.i.), 8 Pat. Beclometason-dipropionat (BDP) (4mal 100 mcg) und 8 Pat. Plazebo. Die vor der Langzeit-Therapie gemessenen Werte für $PC_{20}(FEV_1)$ unterschieden sich in den einzelnen Gruppen nicht. Bereits nach den ersten 8 Wochen während der Behandlungszeit stieg der PC_{20}-Wert unter BDP oder Nedocromil-Na signifikant um den Faktor 3 an ($p < 0,001$). In der Plazebogruppe veränderte sich PC_{20} nicht (Abb.1). FEV_1 änderte sich unter Plazebo oder Nedocromil-Na nicht ($p > 0,2$), demgegenüber konnte nach 4 Wochen Therapie mit BDP ein signifikanter Anstieg ($p < 0,05$) beobachtet

werden. Die Untersuchung zeigt, daß eine Langzeitapplikation sowohl von Nedocromil-Na als auch von BDP die bronchiale Hyperreagibilität gegenüber Metacholin senkt. Diese Beobachtungen lassen vermuten, daß die bronchiale Hyperreagibilität bei atopischem Asthma mit Entzündungen der Atemwege einhergeht und daß Nedocromil-Na und BDP in gleichem Maße die Reagibilität über verschiedene Mechanismen verringern. Bemerkenswert ist jedoch ein Schutzeffekt durch Nedocromil-Na im Vergleich zu BDP, der in der »Wash-out«-Phase länger anzuhalten scheint.

Aus: Bel E. H. et al. (1990) The long-term effects of nedocromil sodium and beclomethasone dipropionate on bronchial responsiveness to metacholine in nonatopic asthmatic subjects. Am Rev Respir Dis 141(1): 21–26

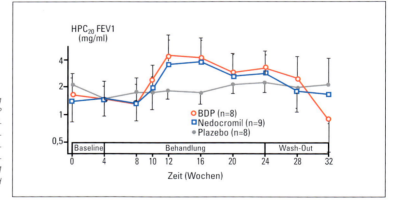

Abbildung 1. Langzeitwirkung von Nedocromil-Na und BDP auf die bronchiale Empfindlichkeit gegenüber Metacholin bei Patienten mit nicht-atopischem Asthma. Geometrische Mittelwerte ± SEM der PC20-Werte vor, während und nach Behandlung.

NEDOCROMIL-NA UND INHALIERBARE STEROIDE

Wirksamkeit von Nedocromil-Natrium bei erwachsenen Asthmatikern unter inhalativer Kortikosteroidtherapie

In diese randomisierte, doppelblinde, plazebo-kontrollierte Studie wurden 89 erwachsene Patienten einbezogen, die mit inhalativen Steroiden und Bronchodilatatoren oral oder p.i. behandelt wurden. Nach einer 2- bis 4wöchigen Run-in-Phase wurde die Kortikosteroiddosis soweit wie möglich reduziert, um vergleichbare Symptomen-Scores aller Teilnehmer zu bekommen. Dann erhielten die Patienten täglich über 4 Wochen 4mal/Tag 4 mg Nedocromil-Na (Tilade®) p.i. Veränderungen der Symptomatik wurden von den Patienten täglich notiert. Alle 2 Wochen war ein Klinikbesuch anberaumt. Die klinischen Verbesserungen waren nach Analyse der Tageskarteikarten signifikant zugunsten von Nedocromil-Na hinsichtlich PEF, Asthma-Symptomen-Scores und dem Bedarf an Bronchodilatatoren nachts. Die Ergebnisse zeigen, daß nach Reduktion der Dosis an inhalierbaren Steroiden unter inhalativer Gabe von Nedocromil-Na in der empfohlenen Dosis von 4mal/Tag 2 Sprühstößen (=4mal/Tag 4 mg) nach 4wöchiger Therapie im Vergleich zur Plazebo-Gruppe eine deutlich bessere Kontrolle der Asthmasymptomatik erreicht werden konnte (Abb. 1 und 2).

Bemerkung: Es gibt zahlreiche Hinweise dafür, daß die gemeinsame inhalative Gabe von Nedocromil-Na und BDP einen additiven (möglicherweise sogar überadditiven) Effekt besitzt, da die pharmakodynamischen Angriffspunkte an diversen Zellstrukturen unterschiedlich sind. Während Nedocromil-Na seine Wirkung nur an den Zellmembranen entfaltet, wirkt BDP dadurch, daß es Veränderungen innerhalb der Zellstrukturen bewirkt.

Aus: Bone M. F. et al. (1989) Nedocromil-Na in adults with asthma dependent on inhaled corticosteroids: a double blind, placebo controlled study. Thorax 44(8): 654–659

Weiterführende Literatur

Cherniack et al. (1990); Rebuck et al. (1990): in 1. Nedocromil-Na versus Plazebo.
Bergmann et al. (1989); Orefice et al. (1992): in Necocromil-Na im Vergleich zum inhalierbaren Steroid BDP.

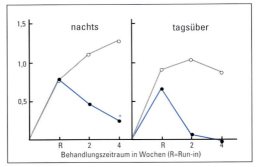

Abbildung 2. Veränderungen lt. Tageskarteikarten des Bedarfs an inhalativen Bronchodilatatoren unter Nedocromil-Na (●) und Plazebo (○). Der Bedarf zu Beginn (Sprühstöße/12 Stunden im Durchschnitt) betrug 2,38 bzw. 2,18 nachts, 5,48 bzw. 3,76 tagsüber. Die Berechnung der Veränderungen erfolgte nach dem Mann-Whitney U-Test; Signifikanz: *p<0,05.

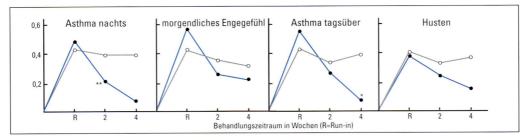

Abbildung 1. Veränderungen lt. Tageskarteikarten-Symptomen-Scores für Nedocromil-Na (●)und Plazebo (○). Die Ausgangswerte (MW) der beiden Gruppen waren: für nächtliches Asthma 0,69 bzw. 0,89, für morgendliches Engegefühl 1,27 bzw. 1,40, für Asthma tagsüber 0,85 bzw. 1,00, für Husten 0,64 bzw. 0,69. Die Berechnung der Veränderungen erfolgte nach dem Mann-Whitney U-Test; Signifikanz: *p<0,05, **p<0,01.

NEDOCROMIL-NA UND HUSTEN

Wirksamkeit von Nedocromil-Na, DNCG und Codeinphosphat auf den durch Zitronensäure-Inhalation ausgelösten Hustenreiz bei Hunden

In dieser tierexperimentellen Studie zeigte sich im Vergleich – Nedocromil-Na, DNCG und Codeinphosphat – auf den durch Zitronensäure ausgelösten Husten ein deutlicher antitussiver Effekt durch Nedocromil-Na, der durchaus dem Codeinphosphat vergleichbar war und der sich möglicherweise auf die Hemmung nicht-myelinisierter C-Fasern sensorischer Nerven in der Lunge zurückführen läßt. Die prophylaktische Gabe von physiologischer Kochsalzlösung oder DNCG (ca. 15 mg als Aerosol) war in der Untersuchung hingegen wirkungslos. Nedocromil-Na (ca. 15 mg) wurde als Aerosol verabreicht, Codeinphosphat i.v. (5 mg/kg).

Nedocromil-Na könnte sich möglichweise bei unproduktivem Husten in solchen Situationen als nützlich erweisen, in denen zentralwirkende Antitussiva nicht verabreicht werden sollten.

Aus: Jackson D. M. et al. (1988) The effect of nedocromil sodium, sodium cromoglycate and codeine phosphate on citric acid-induced cough in dogs. Br J Pharmacol 93(3): 609–612

Wirksamkeit von Nedocromil-Na auf die SO_2-induzierte bronchiale Hyperreagibilität und den durch Zitronensäure ausgelösten Husten bei Hunden

Bei anästhesierten, SO_2-exponierten Hunden konnte gezeigt werden, daß Nedocromil-Na die zunehmende bronchiale Hyperreagibilität gegenüber Histamin hemmen und die zellulären Veränderungen in der Lunge unterdrücken konnte. Bei wachen Tieren konnte der durch Zitronensäure-Inhalation ausgelöste Husten durch Nedocromil-Na hinausgezögert werden, außerdem wurde insgesamt die Hustenfrequenz bei jeder Zitronensäure-Inhalation gehemmt. Da Nedocromil-Na die bronchialen C-Fasern sensorischer Nerven hemmt, ist es vermutlich diese Aktivität, die den antitussiven Effekt verursacht.

Aus: Eady R. P. et al. (1989) Effect of nedocromil sodium on SO_2-induced airway hyperresponsiveness and citric acid-induced cough in dogs. Int Arch Allerg Appl Immunol 88: 240–243

Klinische Bedeutung der Beeinflussung
des Hustenreizes durch Nedocromil-Na

In sehr vielen Studien konnte die gute Wirksamkeit von Nedocromil-Na bei Asthmahusten belegt werden (z.B. Callaghan 1992; Fink 1994; Bergmann 1989; Crimi 1995). Um die klinischen Ergebnisse von Nedocromil-Na (Tilade®) bei Asthmahusten zu bestätigen, wurden die Daten aus allen Studien, in den Patienten ausschließlich Bronchodilatatoren (größtenteils Patienten mit leichtem bis mittelschwerem Asthma) bekamen, analysiert. Es wurden Studien ausgewählt, in denen wenigstens 50 Patienten in einer Behandlungsgruppe waren. Hierdurch konnte ein Patientenkollektiv erfaßt werden (ca. 800 Patienten), das groß genug war, um einen signifikanten Effekt von Nedocromil-Na bereits am ersten Behandlungstag zu zeigen. Abbildung 1 zeigt, daß die besonderen Vorteile von Nedocromil-Na darin liegen, sehr rasch und klinisch relevant die Schwere von Asthmasymptomen zu lindern – in diesem Fall den Asthmahusten betreffend.

Asthmatiker haben einen sensibilisierten Hustenreflex. Der Asthmahusten ist eines der Hauptsymptome, das das Leben eines Asthmatikers erheblich beeinträchtigt. Trotz adäquater Asthmatherapie mit inhalativen oder oralen Steroiden können Asthmatiker an einem hartnäckigen Husten leiden. In Therapiestudien konnte Nedocromil-Na den Hustenschweregrad reduzieren. Nedocromil-Na hemmt die Aktivierung senscrischer Nerven und die unmittelbare Mediatorfreisetzung aus den Mastzellen und als Konsequenz daraus auch Husten und Giemen, die Hauptsymptome des Asthmas. Eine Einmaldosis hemmt die Bronchokonstriktion oder den durch verschiedene Stimuli hervorgerufenen Husten. Die Ergebnisse bestätigen den direkten Effekt von Nedocromil-Na auf die Aktivierung sensorischer Nerven und die Freisetzung von Mastzell-Mediatoren.

Kommentar von T. Higenbottan: Asthma kann in vielen Fällen Hustenursache sein, und der Asthmahusten kann auch das einzige Symptom sein, wobei sich sehr häufig an einen chronischen Husten eine manifeste Asthmaerkrankung anschließt. Bei Asthma sorgen die endogenen inflammatorischen Mediatoren dafür, daß die Empfindlichkeit der afferenten Hustennerven erhöht wird. Demzufolge ist der Einsatz einer antiinflammatorisch wirkenden Substanz wie Nedocromil-Na vorteilhaft, die über eine gezielte Einwirkung auf die inflammatorischen Mediatoren lediglich die über den Normalwert hinaus hochregulierten Aktivitäten sensorischer Nerven dämpft.

Aus: Barnes P. J. et al. (1995) Asthma mechanisms, determinants of severity and treatment: the role of nedocromil sodium. Clin Exp Allergy 25: 771–787

Weiterführende Literatur

Bergmann et al. (1989): in Nedocromil-Na im Vergleich zum inhalierbaren Steroid BDP
Callagan et al. (1992); Crimi et al. (1995): in Nedocromil-Na versus Theophyllin
Fink et al (1994): in Nedocromil-Natrium versus Beta-2-Sympathomimetika
Higenbottan T. (1996) Kommentar auf dem 37. Kongreß der Dt. Ges. für Pneumologie DGP Essen, 13.–16. März 1996

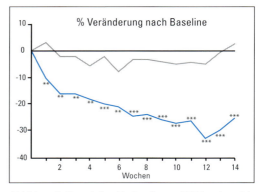

Abbildung 1. Kumulative Husten-Scores (MW) aufgezeichnet von Patienten in ihren Tageskarteikarten während der ersten 14 Therapietage mit 4 mg qid Nedocromil-Na (blaue Linie) oder Plazebo (graue Linie). In diese Analyse sind 380 mit Nedocromil-Na behandelte Patienten eingegangen, 405 Pat. hatten ein Plazebo erhalten. Signifikanz: $**p < 0,01$, $***p < 0,001$ vs. Plazebo.

NEDOCROMIL-NA VERSUS THEOPHYLLIN

Nedocromil-Na versus Theophyllin in der Therapie der reversiblen obstruktiven Atemwegserkrankung

Ziel dieser randomisierten, doppelblinden, parallelen Gruppenstudie war es, Nedocromil-Na (Tilade®) direkt mit Retard-Theophyllin zu vergleichen. In die Studie einbezogen wurden 105 Patienten mit reversibler chronischer Atemwegserkrankung; 77 von ihnen waren Asthmatiker. Zusätzlich zu ihrer bestehenden Therapie (meist ß2-Sympathomimetika p.i. und orale Steroide) erhielten 43 Pat. (Alter: 18–55 Jahre, Geschlecht: 29/14 m/w) Nedocromil-Na (4mal/Tag 4 mg) und 62 Pat. (Alter: 20–76 Jahre; Geschlecht: 40/22 m/w) Theophyllin retard (max. Dosis/Tag 13 mg/kg) über 6 Wochen. Die Patienten führten über diese Zeit Tageskarteikarten. Die Auswertung ergab einen vergleichbaren therapeutischen Effekt. Der Bedarf an inhalativen Bronchodilatatoren und die Lungenfunktionswerte veränderten sich in etwa dem gleichen Ausmaß. Abb. 1 zeigt , daß sich z. B. Husten nach einer 5- bis 6wöchigen Behandlungszeit unter beiden Substanzen sehr besserte. Hinsichtlich der Verträglichkeit konnten jedoch große Unterschiede festgestellt werden. Unter Nedocromil-Na traten signifikant weniger Nebenwirkungen auf als unter Theophyllin: p<0,05 gastrointestinale Beschwerden, p<0,01 Beschwerden das Zentralnervensystem betreffend (Tab. I). Die gute Verträglichkeit von Nedocromil-Na läßt die Empfehlung zur Therapie der ersten Wahl zu.

Aus: Crimi E. et al. (1995) Nedocromil sodium versus theophylline in the treatment of reversible obstructive airway disease. Ann Allerg Asthma Immunol 74: 501–508

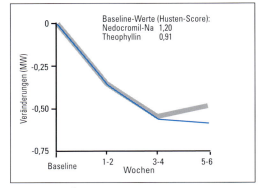

Abbildung 1. Änderungen (MW) der Hustenschwere im Verhältnis zu den Ausgangswerten, errechnet aus den Tageskarteikarten-Symptomen-Scores. Nedocromil-Na (blaue Linie), Theophyllin (graue Linie).

Tabelle I. Anzahl von Patienten, die unerwünschte Begleiterscheinungen angaben.		
	Nedocromil-Natrium (n)	Theophyllin (n)
Patienten, gesamt (105)	43	62
Anzahl Pat., die Nebenwirkungen berichteten	10	27
Gastrointestinale Nebenwirkungen (gesamt)	4	16*
ZNS-bedingte Nebenwirkungen (gesamt)	2	16**
*p<0,01; **p<0,05		

Wirkung einer zusätzlichen Verabreichung von Nedocromil-Na unter Bronchodilatatoren-Therapie bei chronischem Asthma

In diese randomisierte, doppelblinde, plazebo-kontrollierte Gruppenvergleichsstudie wurden 35 Patienten im Alter zwischen 15 und 59 Jahren aufgenommen. Alle wurden wegen ihres chronischen Asthmaleidens mit Theophyllin retard (400–800 mg/Tag) und inhalativen Beta-2-Sympathikomimetika nach Bedarf behandelt. Nach einer 2wöchigen Baseline-Periode erhielten 18 Pat. (Geschlecht: 12/6 m/w) zusätzlich täglich 2mal 2 mg (2 Sprühstöße) Nedocromil-Na (Tilade®), 17 Pat. ein Plazebo. Nach 4 Wochen der 8wöchigen Therapiephase wurde die Theophyllin-Dosis um die Hälfte oder ein Drittel reduziert, schließlich die letzten beiden Wochen ganz abgesetzt. Inhalative Bronchodilatatoren wurden über die gesamte Studienzeit hinweg genommen. Nedocromil-Na in der Dosis von 4 mg 2mal täglich konnte den Therapieergebnissen zufolge Theophyllin-Retard ersetzen bzw. ließ geringere Dosierungen zu. Zudem wies es einen statistisch signifikanten Unterschied ($p<0,05$) gegenüber Plazebo beim Symptom »Husten« in der 5.–8. Behandlungswoche auf (Abb.1). Die Reduktion der Theophyllin-Dosis bzw. das Absetzen führte in der Nedocromil-Na-Gruppe graduell bis zu den Ausgangswerten der Hustenschwere. Demgegenüber war in der Plazebo-Gruppe eine deutliche Verschlechterung der Hustensymptomatik zu beobachten. Ebenso wurden die klinischen Parameter nächtliches Asthma, Asthma tagsüber, morgendliches Engegefühl statistisch signifikant gebessert, mit eindeutiger klinischer Relevanz.

Aus: Callaghan B. et al. (1992) Effects of the addition of nedocromil sodium to maintenance bronchodilator therapy in the management of chronic asthma. Chest 101(3): 787–792

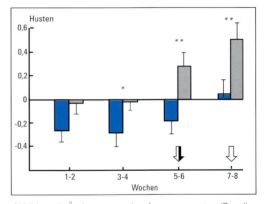

Abbildung 1. Änderung von den Ausgangswerten (Baseline Husten: Nedocromil-Na $-0,93 \pm 0,20$; Plazebo $-0,59 \pm 0,11$) nach den Tageskarteikarten-Symptomen-Scores. Schwarz-weißer nach unten weisender Pfeil=Reduktion von Theophyllin; nach unten weisender offener Pfeil= Absetzen von Theophyllin. $*=p<0,05$, $**=p<0,01$. Standardabweichung: SA von MW.

NEDOCROMIL-NA VERSUS BETA-2-SYMPATHIKOMIMETIKA

Wirksamkeit von Nedocromil-Na bei Patienten mit mittelschwerem Asthma, die hochdosiert Beta-2-Sympathikomimetika einnehmen

Ziel dieser Untersuchung war, den Einfluß von Nedocromil-Na (Tilade®) bei 110 Patienten mit mittelschwerem Asthma zu überprüfen, die bisher nur inhalierbare Beta-2-Sympathiko-mimetika – teilweise in sehr hohen Dosie-rungen von über 12 Sprühstößen/Tag – bei Bedarf eingenommen hatten und deren Asthma damit nicht kontrolliert werden konnte. Die 14wöchige Gruppenvergleichs-Studie wurde nach doppelblindem, rando-misiertem, plazebokontrolliertem Design durchgeführt. 54 Pat. (Alter: 18–60 Jahre; Geschlecht: 24/31 m/w; Asthma seit 19,3 Jahren (MW)) erhielten Nedocromil-Na 4mal täglich 2 Sprühstöße, 56 Pat. (Alter: 19–66 Jahre; Geschlecht: 26/26 m/w; Asthma seit 18,5 Jahren (MW)) erhielten Plazebo über 10 Wochen. Während der 2wöchigen Baseline-Periode durften keine antientzündlichen Mittel genommen werden. Die Ergebnisse zeigten einen statistisch signifikanten Vorteil (p<0,05) zugunsten von Nedocromil-Na hin-sichtlich Asthma-Summenscore, Asthma-schweregrad tagsüber (Abb. 1), Asthma-husten (Abb.2), morgendliche PEF-Rate, Reduktion von Bronchodilatatoren (Abb. 3), der ärztlichen Beurteilung des Asthma-schweregrades und der Einschätzung der Therapiewirksamkeit von Arzt und Patient im Vergleich zu Plazebo. Bei Studienende (Woche 10) hatten auch die asthmabedingten Schlaf-schwierigkeiten in der Nedocromil-Gruppe um 29%, in der Plazebogruppe nur um 4% ab-genommen (p=0,006). Nedocromil-Na erwies sich als gut verträglich, und es verbesserte bei gleichzeitiger Reduktion inhalativer ß2-Sympathomimetika die Asthmakontrolle.

Aus: Fink J. N. et al. (1994) A double-blind study of the efficacy of nedocromil sodium in the manage-ment of asthma in patients using high doses of bronchodilators. J Allerg Clin Immunol 94: 473–481

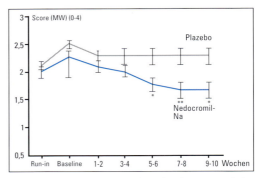

Abbildung 2. Veränderungen des Asthmahustens nach den Tageskarteikarten. In beiden Gruppen trat während der Baseline-Phase eine Verschlechterung der Asthmasympto-matik auf, bedingt durch das Absetzen der inhalativen Bronchodilatatoren. Standardabweichung: ± SA von MW; *p≤0,05; **p≤0,01.

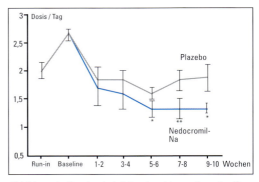

Abbildung 3. Durchschnittliche Anzahl von Bronchodilata-tor-Dosen (ß-2-Agonisten p.i.; 2 Sprühstöße/Dosis und Theophyllin), die während der Studienzeit genommen wurden. Deutlich ist die signifikante Abnahme des Gebrauchs in der Nedocromil- im Vergleich zur Plazebo-Gruppe. Standardabweichung: ± SA von MW; *p≤0,05; **p≤0,01.

Abbildung 1. Veränderungen des Asthmaschweregrades tagsüber nach den Tageskarteikarten während Run-in-, Baseline- und Therapie-Periode.

Nedocromil-Na versus Salbutamol in der Therapie des allergischen Asthmas

In diese randomisierte, doppelblinde Cross-over-Vergleichsstudie wurden 29 Patienten mit allergischem Asthma einbezogen und über einen Zeitraum von 6 Wochen entweder mit dem antientzündlichen Nedocromil-Na (Tilade®) (16mg/Tag; 15 Pat.) oder mit dem Bronchodilatator Salbutamol (800 mcg/Tag; 14 Pat.) behandelt. Nach 6wöchiger Therapie mit Nedocromil-Na zeigte sich eine signifikant geringere Hyperreagibilität gegenüber Propranolol und nahezu signifikant geringere Hyperreagibilität gegenüber Histamin (nachgewiesen durch Provokationstests PC20). Auch weitgehend alle anderen Symptome – Asthma tagsüber und nachts, Giemen, Kurzatmigkeit – sowie der zusätzliche Bedarf von Bronchodilatatoren waren in der Nedocromil-Gruppe signifikant geringer verglichen mit der Salbutamol-Gruppe. Auch die Lungenfunktion, gemessen in %FEV1 und %FVC, schien unter Nedocromil-Na eher besser als unter Salbutamol. **Signifikant überlegen zeigte sich Nedocromil hinsichtlich der täglichen häuslichen PEF-Messungen. Es zeigte sich eine eindeutige therapeutische Überlegenheit von Nedocromil gegenüber Salbutamol. Wegen seiner guten klinischen Wirk**samkeit und seiner Verträglichkeit kann Nedocromil als Mittel der ersten Wahl in der antientzündlichen Asthmatherapie empfohlen werden.

Nehmen Asthmapatienten regelmäßig ß-2-Agonisten, kann sich ihre klinische Situation durchaus verschlechtern. **Diese Untersuchung bestätigt den zunehmenden Konsens, daß solche Medikamente nicht über lange Zeitspannen als Monotherapie eingesetzt werden sollten.**

Aus: De Jong J. W. et al. (1994) Nedocromil sodium versus albuterol in the management of allergic asthma. Am J Respir Crit Care Med 149 (1): 91–97

Weiterführende Literatur

Bel et al. (1990): in Nedocromil-Na und BDP: Reduktion der bronchialen Hyperreagibilität
Bergmann et al. (1989): in Nedocromil-Na im Vergleich zum inhalierbaren Steroid BDP
Greif et al. (1989): in Nedocromil-Na versus Plazebo
Harper et al. (1990): in Nedocromil-Na im Vergleich zum inhalierbaren Steroid BDP
Marcoux et al. (1992): in Nedocromil-Na versus Beta-2-Sympathomimetika

Nedocromil-Na versus Salbutamol bei leichtem bis mittelschwerem Asthma

In diese doppelblinde Gruppenvergleichs-studie wurden 235 Asthmatiker einbezogen, die entweder Nedocromil-Na (Tilade®) (2 x 2 mg 4mal täglich) oder Salbutamol (2 x 90 mcg 4mal täglich) über 10 Wochen erhielten. Bei Studienende zeigten sich statistisch signifi-kante Unterschiede zugunsten von Nedo-cromil-Na hinsichtlich der Symptome Asthma tagsüber (p=0,03) (Abb. 1), Asthma nachts (p<0,001) (Abb. 2), morgendliches Engegefühl (p=0,047) und Veränderung der PEF-Rate tagsüber (p=0,002). Mit Ausnahme der Asthmabeschwerden tagsüber konnten die signifikanten Unterschiede bereits in den ersten 2 Wochen beobachtet werden und lassen deshalb auf eine frühzeitigere und bessere Kontrolle der nächtlichen Asthma-symptome schließen. **Die Ergebnisse be-sagen weiterhin, daß eine regelmäßige Therapie mit Nedocromil-Na eine bessere Kontrolle der Asthmasymptome bewirkt als die übliche Beta-Agonisten-Monothera-pie.**

Aus: Marcoux J. P. et al. (1992) A placebo-con-trolled comparison of nedocromil sodium (Tilade®) and salbutamol in mild to moderate asthma. Eur Resp J 5 (suppl 15): 83S

Weiterführende Literatur

Orefice et al. (1992): in Nedocromil-Na im Vergleich zum inhalierbaren Steroid BDP
Wasserman S.I. (1993) A review of some recent clinical studies with nedocromil sodium. J Allerg Clin Immunol 92: 210–215

Bemerkung: In diesem Zusammenhang sei auch auf das sehr gute Ergebnis aus der Studie von Orefice et al. verwiesen, in der im Verlauf der 12wöchigen Nedocromil-Na-Therapie die inhalativen Bronchodilatatoren um 50% reduziert werden konnten.

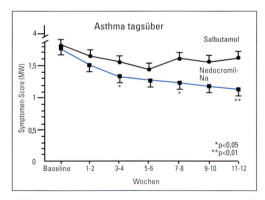

Abbildung 1. Veränderungen der Asthmasymptomatik tagsüber; Vergleich Nedocromil-Na vs. Salbutamol.

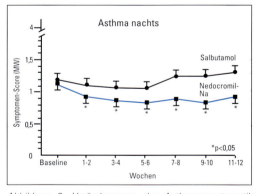

Abbildung 2. Veränderungen der Asthmasymptomatik nachts; Vergleich Nedocromil-Na vs. Salbutamol.

FIXE ARZNEIMITTELKOMBINATIONEN IN DER ASTHMATHERAPIE

DNCG plus Reproterol vs. Fenoterol plus Ipratropium in der Beeinflussung der bronchialen Hyperreagibilität

In dieser 4wöchigen Vergleichsstudie wurden 20 Patienten mit DNCG plus Reproterol (Aarane® [1]) und 20 Patienten mit Fenoterol plus Ipratropium (Berodual®) behandelt. Nach der 4wöchigen Therapiezeit zeigte sich, daß nur die DNCG-haltige Kombination einen Einfluß auf die bronchiale Hyperreagibilität hatte, belegt durch die 4fache Steigerung der Provokationsdosis durch Histamin (Abb. 1). In der Vergleichsgruppe ließ sich eine solche Steigerung nicht erreichen. 17 von 20 Patienten zeigten nach 4wöchiger Therapie mit der DNCG-haltigen Kombination eine Reduzierung der bronchialen Hyperreagibilität, während dies in der Vergleichsgruppe nur bei 8 von 20 der Fall war. Auch während des anschließenden 1wöchigen therapiefreien Intervalls (Auswaschphase) klang der Behandlungseffekt – positiver Einfluß auf die bronchiale Hyperreagibilität und auf das entzündliche lokale Geschehen allgemein – noch nach, was auf DNCG zurückzuführen ist. Diese Untersuchung bestätigt, daß es sinnvoll ist, bei bestimmten Patienten die regelmäßige Gabe antientzündlich wirksamer Substanzen mit der ebenfalls regelmäßigen Gabe eines ß-2-Sympathikomimetikums in Form einer fixen Arzneimittelkombination zu realisieren.

[1] = identisch mit Allergospasmin®

Aus: Bergmann K.-Ch. et al. (1992) Beeinflussung der bronchialen Hyperreagibilität durch die fixen Arzneimittelkombinationen Cromoglicinsäure + Reproterol und Fenoterol+Ipratropium. Atemw-Lungenkrkh 18,4: 139–145

Weiterführende Literatur

Barnes P. J. et al. (1995) Use of a fixed combination ß2-agonist and steroid dry powder inhaler in asthma. Am J Respir Care Med 151: 1053–1057
Siemon G. et al. (1996): in Fixe Arzneimittelkombinationen in der Asthmatherapie

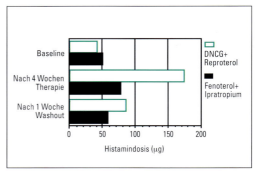

Abbildung 1. Mittlere Provokationsdosis (PD_{100} Raw) zu Beginn der Studie, nach 4wöchiger Therapie sowie eine Woche nach Beendigung der Behandlung (n=40).

Asthmatherapie mit der fixen Arzneimittelkombination aus DNCG und Reproterol – State of the art –

Eine erfolgreiche Asthmatherapie erfordert, daß Entzündung und bronchiale Hyperreagibilität sowie die Symptome gleichzeitig behandelt werden. Dies ist im aktuellen Stufenschema der Deutschen Atemwegsliga implementiert. Die Anforderungen an sinnvolle fixe Arzneimittelkombinationen wurden bereits 1974 durch die FDA in Form der sog. CROUT-Kriterien definiert.

Vor diesem Hintergrund wurde im Rahmen kontrollierter Untersuchungen zwischen 1983 und 1996 die Wirksamkeit der fixen Arzneimittelkombination DNCG plus Reproterol (Aarane®) dokumentiert.

Während Wirksamkeit und Verträglichkeit der Einzelsubstanzen hinreichend untersucht sind, sollte anhand von präklinischen, pharmakodynamischen und klinisch-therapeutischen Studien geklärt werden, ob durch die fixe Arzneimittelkombination tatsächlich synergistische Effekte im Vergleich zur Einzelsubstanzgabe erzielt werden können.

Von Schmutzler et al. wurde im Rahmen einer experimentellen Arbeit ein synergistischer Effekt der fixen Kombination hinsichtlich der Histaminausschüttung aus den Mastzellen beobachtet.

Debelic et al. wiesen nach, daß nur die Inhalation der fixen Kombination einen vollständigen Schutz vor Anstrengungsasthma gewährleistet (Abb. 1).

Obwohl DNCG allein keinen bronchospasmolytischen Effekt ausübt, beobachteten Siemon et al. eine Verstärkung dieses Effekts von Reproterol im Vergleich zur alleinigen Gabe dieses ß-2-Sympathikomimetikums. Eine aufeinanderfolgende Inhalation von Reproterol und DNCG zeigte diesen Effekt nicht (Abb. 2).

In einer 6wöchigen Gruppenvergleichsstudie (Gulyas et al.) erhielten die Patienten entweder die fixe Kombination oder Reproterol alleine. Nur durch die Kombinationstherapie normalisierte sich im Verlauf der Untersuchung die Lungenfunktion, gemessen als FEV1. Dies wurde durch eine Annäherung der Werte von FEV1 vor Gabe des ß-2-Sympathikomimetikums Reproterol an die Werte nach Bronchospasmolyse dokumentiert.

von der Schulenburg et al. befragten 30 Pneumologen hinsichtlich der Patienten-Compliance in der Asthmatherapie. Als Ergebnis zeigte sich, daß sich eine Steigerung der Compliance durch die Kombination DNCG und Reproterol – Bronchospasmolytikum und antientzündliches Basistherapeutikum – in einem Präparat erreichen läßt (Abb. 3).

Durch die bessere Compliance besteht die

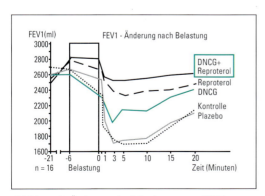

Abbildung 1. Änderung der Mittelwerte von FEV1 zu verschiedenen Zeitpunkten nach 6minütiger Laufbelastung (n=16).

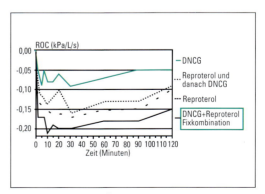

Abbildung 2. Mittlere Änderung des Atemwegswiderstandes im Verlauf von 2 Stunden nach Inhalation von jeweils 2 Sprühstößen der angegebenen Prüfmedikation (n=15).

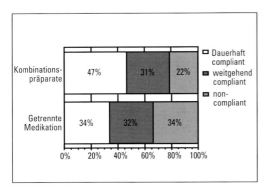

Abbildung 3. Compliance bei Asthmapatienten. Ergebnisse einer Delphibefragung bei 30 Pneumologen.

Möglichkeit, die Progredienz des Asthmas zu reduzieren, was insgesamt zur Senkung der Behandlungskosten beiträgt.

Bemerkung:
Die fixe Arzneimittelkombination ist immer dann angebracht, wenn der Patient eine alltagstaugliche Therapie benötigt, d.h. wenn Therapie als notwendiges Übel zur Erhaltung der Leistungsfähigkeit und des Wohlbefindens stattfindet.

Aus: Siemon G. et al. (1984) Aktueller Stand der Asthmatherapie mit einer fixen Arzneimittelkombination aus Cromoglicinsäure und Reproterol. Poster anläßlich der 20. Tagung der Dt. Ges. für Allergie- und Immunitätsforschung, 2.–5. 10.1996 in Freiburg

Weiterführende Literatur

Debelic M. et al. (1989) Prophylaktische Kombinationsbehandlung des Anstrengungsasthmas. Pädiatrie 2: 333–340
Gulyas A. et al. (1984) Doppelblindstudie zur therapeutischen Wirksamketi von Reproterolhydrochlorid allein und einer Kombination aus DNCG, Dinatriumsalz und Reproterolhydrochlorid. Pharmakother 7: 51–59
Schmutzler et al. (1984) Pharmakologische Grundlagen der Therapie obstruktiver Atemwegserkrankungen unter besonderer Berücksichtigung der ß2-Adrenergika und des DNCG. Pharmakother 7: 1–8
Schulenburg G.v.d. (1995) Asthmatherapie angesichts begrenzter Resourcen: Compliance und Non-Compliance – ökonomische Folgen verschiedener Therapieregime. Fortschr Med 113:
Siemon G. et al. (1997) Intraindividuelle, randomisierte, doppelblinde Vergleichsstudie zwischen DNCG und Reproterol zur Bewertung der bronchodilatatorischen Wirkung verschiedener Applikationsformen (zur Publikation vorgesehen)

NEDOCROMIL-NATRIUM
ALS NASENSPRAY

Seite

124

4 multizentrische DBVG-Studien
zeigen einen eindeutigen
Wirksamkeits-Vorteil von
Nedocromil-Na-Nasenspray (Irtan®)
(1 %; Dosis: qid 1 Sprühstoß/
Nasenloch) auf Symptome der
saisonalen allergischen Rhinitis

4 multizentrische DBVG-Studien zeigen einen eindeutigen Wirksamkeits-Vorteil von Nedocromil-Na-Nasenspray (Irtan®) (1%; Dosis: qid 1 Sprühstoß/Nasenloch) auf Symptome der saisonalen allergischen Rhinitis

1) Druce et al. behandelten über 8 Wochen während der Pollen-Hauptsaison 88 Pat. mit Nedocromil-Na-Nasenspray, im Vergleich dazu 89 Pat. mit Plazebo.

Alle gewerteten Symptome verbesserten sich in der 3wöchigen Pollenhauptflugzeit signifikant zugunsten von Nedocromil-Na: Nasenverstopfung (p=0,006), laufende Nase (p=0,003), Nasenjucken (p=0,023), Niesen (p=0,023), Allgemeinzustand der Nase (p=0,035), Mittl. Gesamt-Symptomen-Score (p=0,01). Von 74% der Patienten wurde die Verum-Behandlung als wirksam erachtet.

2) Schuller et al. verglichen in ihrer 8wöchigen Studie Nedocromil-Na-Nasenspray mit DNCG. In die Studienzeit war eine 3wöchige Hauptpollen-Flugzeit einbezogen. 80 Pat. wurden mit Nedocromil-Na, 76 Pat. mit DNCG (4%) behandelt. In die Plazebogruppe wurden 77 Pat. aufgenommen. Alle Patienten litten mindestens seit 2 Jahren an einer saisonalen allergischen Rhinitis. Abbildung 1 zeigt die signifikante Besserung der Symptome in der Patienten- sowie der Ärzteberurteilung zugunsten von Nedocromil-Na.

3) Bukstein et al. überprüften in ihrer 4wöchigen Studie die Wirksamkeit von Nedocromil-Na plus Astemizol (10 mg-Kapsel) (147 Pat.) versus Astemizol (150 Pat.) versus Plazebo (74 Pat.). Alle Symptome der saisonalen allergischen Rhinitis besserten sich signifikant zugunsten der Nedocromil-Na + Astemizol-Gruppe im Vergleich zur Astemizol-Gruppe: z.B. Gesamtscore: p=0,002; verstopfte Nase: p=0,003; laufende Nase: p=0,007; allg. Schweregrad: p<0,01. Alle diese Besserungen waren zu beobachten, obwohl der Bedarf an zusätzlicher »Rescue«-Medikation abgenommen hatte. Abbildung 2 zeigt den Symptomen-Score-Vergleich, ausgehend vom Baseline-Wert über die 4wöchige Untersuchungsperiode.

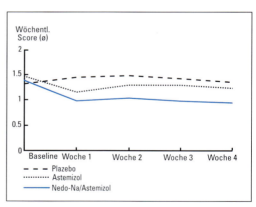

Abbildung 2. Nedocromil-Na-Nasenspray im Vergleich zu Astemizol; nach Bukstein et al.

4) Wirksamkeit und Zeit bis zum Wirkungseintritt von Nedocromil-Na versus Plazebo in der Hauptpollenzeit aufzuzeigen, war das Ziel einer weiteren Untersuchung von Donnelly et al. Nedocromil-Na führte innerhalb von 2 Stunden nach der 1. Verabreichung zu einer signifikanten Linderung bereits bestehender Symptome einer saisonalen allergischen Rhinitis (Abb. 3).

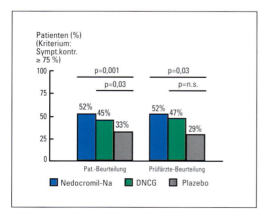

Abbildung 1. Wirksamkeit von Nedocromil-Na-Nasenspray im Vergleich zu DNCG sowie zu Plazebo; nach Schuller et al.

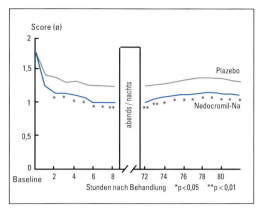

Abbildung 3. Wirksamkeit und Wirkungseintritt von Nedocromil-Na-Nasenspray; nach Donnelly et al.

Aus: Bukstein D. A. et al. (1993) Nedocromil sodium nasal solution and astemizole is more effective than astemizole alone in reducing allergic rhinitis symptoms. Ann Allerg 70(1): 49

Donnelly A. et al. (1993) Nedocromil sodium is rapidly effective in the therapy of seasonal allergic rhinitis. J Allerg Clin Immunol 91: 997–1004

Druce H. W. et al. (1990) Multicenter placebo-controlled study of nedocromil sodium 1% nasal solution in ragweed seasonal allergic rhinitis. Ann Allerg 65: 212–216.

Schuller D. E. et al. (1990) A multicenter trial of nedocromil sodim, 1% nasal solution, compared with cromolyn sodium and placebo in ragweed seasonal allergic rhinitis. J Allerg Clin Immunol 86: 554–561

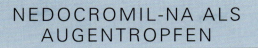

NEDOCROMIL-NA ALS AUGENTROPFEN

Seite

128

7 multizentrische DBGV-Studien
zeigen eine eindeutige
Wirksamkeit von Nedocromil-Na-
Augentropfen (Irtan®)
(2%; Dosis: 2mal täglich
1 Tropfen/Auge) bei saisonaler
allergischer Konjunktivitis

7 multizentrische DBGV-Studien zeigen eine eindeutige Wirksamkeit von Nedocromil-Na-Augentropfen (Irtan®) (2%; Dosis: 2mal täglich 1Tropfen/Auge) bei saisonaler allergischer Konjunktivitis

1) Leino et al. verglichen in ihrer 6wöchigen Studie die Wirksamkeit von Nedocromil-Na (64 Pat.) vs. Plazebo (62 Pat.). Nach abschließender Beurteilung durch Ärzte und Patienten zeigte sich eine signifikante Besserung (p<0,01) der Symptome der allergischen Konjunktivitis zugunsten von Nedocromil-Na. Die Medikation wurde gut vertragen und von 65% der Patienten in der Nedocromil-Gruppe (vs. 39% in der Plazebo-Gruppe) als wirksam eingestuft (Abb. 1). Gleichzeitig nahm die Anzahl täglich benötigter topischer Antihistaminika/Vasokonstriktoren sowie der Gebrauch oraler Antihistaminika in der Nedocromil-Na-Gruppe signifikant ab (Abb.2).

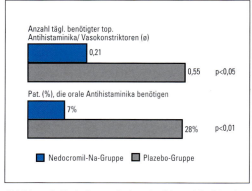

Abbildung 2. Bedarf an topischen Antihistaminika/Vasokonstriktoren sowie oralen Antihistaminika während der Studienzeit; nach Leino et al.

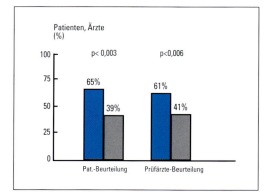

Abbildung 1. Wirksamkeit von Nedocromil-Na-Augentropfen bei saisonaler allergischer Konjunktivitis; nach Leino et al.

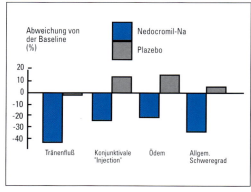

Abbildung 3. Wirksamkeit von Nedocromil-Na-Augentropfen bei saisonaler allergischer Konjunktivitis vs. Plazebo; nach Blumenthal et al.

2) In der 8wöchigen Studie von Blumenthal et al. zeigte sich durch Nedocromil-Na (69 Pat.) vs. Plazebo (71 Pat.) eine deutliche Verbesserung der allergischen Symptome durch Nedocromil-Na (Abb. 3).

3) In einer weiteren 6wöchigen Studie untersuchten Blumenthal et al. die Wirksamkeit von Nedocromil-Na (116 Pat) vs. DNCG (4%; Dosis: 4mal täglich 1 Tropfen/Auge) (115 Pat.) vs. Plazebo (58 Pat.). Als eindeutiges Ergebnis wurde ermittelt: 2mal/Tag Nedocromil-Na (2%) ≥ 4mal/Tag DNCG (4%).

4) Auch Alexander et al. verglichen in ihrer 6wöchigen Studie Nedocromil-Na (2- und 4mal täglich 1 Tropfen/Auge) (73 Pat.) vs. DNCG (2% und 4%) (4mal täglich 1 Tropfen /Auge) (69 Pat.) vs. Plazebo (68 Pat.). Das Ergebnis fiel eindeutig zugunsten von Nedocromil-Na aus, mit signifikant besserer Wirkung von Nedocromil-Na vs. DNCG bei z.B.: Blepharospasmus (p < 0,05); bei höchster Pollenkonzentration – Juckreiz, Hyperämie, Photophobie, Tränenfluß, allg. Augenzustand – (p<0,05).

5) Ziel einer weiteren 4wöchigen Studie von Alexander et al. war es, Nedocromil-Na vs. das Antihistaminikum Terfenadin bei saisonaler allergischer Konjunktivitis zu überprüfen. Hierbei erhielten: 89 Pat. Nedocromil-Na + Plazebo (Tabl.); 89 Pat. Plazebo-Augentropfen + Terfenadin (Tabl.; 2mal/Tag 60 mg); 90 Pat. beides als Plazebo. Abbildung 4 zeigt die Überlegenheit von Nedocromil-Na hinsichtlich Symptomen-Kontrolle und Wirkungseintritt.

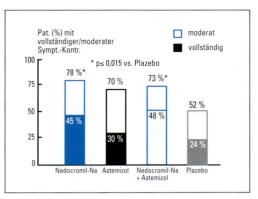

Abbildung 5. Wirksamkeit von Nedocromil-Na-Augentropfen bei saisonaler allergischer Konjunktivitis im Vergleich zu Astemizol; nach Miglior et al.

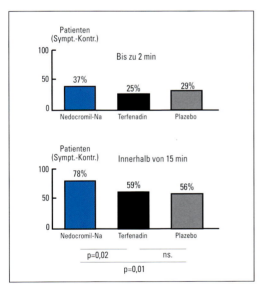

Abbildung 4. Wirkung und Wirkungseintritt von Nedocromil-Na-Augentropfen im Vergleich zu Terfenadin und Plazebo nach Beurteilung durch die Patienten; nach Alexander et al.

6) Ziel der 4wöchigen Studie von Miglior et al. war es, Nedocromil-Na vs. Astemizol bei saisonaler allergischer Konjunktivitis zu überprüfen. Hierbei erhielten: 51 Pat. Nedocromil-Na + Plazebo (oral); 51 Pat. Plazebo-Augen-

tropfen + Astemizol (oral); 50 Pat. Nedocromil-Na + Astemizol (oral) und 55 Pat. beide Medikamente als Plazebo. Abbildung 5 zeigt die Überlegenheit von Nedocromil-Na hinsichtlich der vollständigen/moderaten Symptomen-Kontrolle.

7) Strömberg et al. untersuchten über 4 Wochen die Wirksamkeit von Nedocromil-Na bei Kindern (Alter: 6–16 Jahre) mit saisonaler allergischer Konjunktivitis. Die Vergleichsgruppe erhielt Plazebo. Die Ergebnisse zur Hauptpollensaison fielen signifikant zugunsten von Nedocromil-Na aus: Gesamt-Symptomen-Score (p<0,01); Augenjuckreiz (p<0,004); Augentränen (p<0,02).

Aus:
Alexander M et al.(1995) Comparative therapeutic studies with tilavist. Allergy (suppl 21) 50: 23–29
Blumenthal M. et al. (1992) Efficacy and safety of nedocromil sodium ophthalmic solution in the treatment of seasonal allergic conjunctivitis. Am J Ophthalmol 113:56–63
Blumenthal M., Fink J. et al. (1994) Nedocromil sodium 2% bid is as effective as cromolyn sodium 4% qid for treatment of allergic conjunctivitis. Allerg Clin Immunol News suppl 2: 15 (abstr)
Leino M. et al. (1990) Double-blind group comparative study of 2% nedocromil sodium eye drops with placebo eye drops in the treatment of seasonal allergic conjunctivitis. Ann Allerg 64: 398
Miglior M. et al. (1993) nedocromil sodium, alone or combined, in the treatment of seasonal allergic conjunctivitis. A multicentre double blind clinical trial. Acta Ophthalmol 71:73–78
Strömberg L. et al. (1991) Allerg Clin Immunol News (suppl) 1: 250

PRAKTISCHE HINWEISE ZUR ATEMGYMNASTIK UND INHALATION

PRAKTISCHE HINWEISE

Einleitung

Säuglinge, Kleinkinder und Kinder, die unter eine obstruktiven Atemwegserkrankung leiden, erzeugen bei den ihnen nahestehenden Personen (Eltern und/oder ihren Therapeuten) häufig ein Gefühl der Ohnmacht und der Hilflosigkeit. Man möchte ihnen im wahrsten Sinne des Wortes beim Husten helfen und dafür sorgen, daß der zähe Schleim herauskommt. Anfang der 70er Jahre begann im Seehospiz Kaiserin Friedrich auf Norderney (Ärztlicher Direktor damals Prof. Dr. Menger) unter der Leitung der damaligen leitenden Krankengymnastin Elisabeth Keil eine Gruppe von engagierten Medizinern und Krankengymnastinnen mit der Entwicklung biomechanischer Hilfen zum Sekrettransport und zur Sekretolyse. Diese krankengymnastischen Hilfen auf biomechanischer Grundlage waren und sind überaus erfolgreich und vor allen Dingen einfach im Verständnis und ihrer Anwendung.

Die im folgenden beschriebenen Techniken haben die Aufgabe, den Patienten in Zeiten asthmatischer Symptomatik und in beschwerdefreien Intervallen mit »therapeutischen Körperstellungen« Hilfen zu geben. Da diese Techniken verhältnismäßig einfach zu erlernen sind, ist der Patient je nach Alter in der Lage, sich selbst zu helfen oder aber über seine Bezugsperson geholfen zu bekommen.

Ziele der krankengymnastischen Behandlung (nach Keil)

1. Atemerleichterung bei leichter bis schwerer Atemnot

Dieser therapeutische Effekt wird durch Körperstellungen erreicht, die die Erfordernisarbeit beim Atmen herabsetzen durch Abnahme der Haltearbeit des Oberkörpers und Aufhebung des Zwerchfell-Thorax-Wand-Antagonismus; durch Körperstellungen, die den Brustkorb erweitern und dadurch mittelbar eine Bronchialerweiterung mit Abnahme des Atemwegswiderstandes herbeiführen, unterstützt durch physikalische Maßnahmen, wie den heißen Wickel, weiterhin Ausatemhilfe durch Zwerchfellentlastung über die Bauchorgane (lagern auf einer Hüftrolle) und

letztlich günstige Beeinflussung des Anspannungsgefühls infolge geringeren Sauerstoffverbrauchs bei Abnahme von Muskeltätigkeit.

2. Krankengymnastische Behandlung für den Sekrettransport und die Sekretlockerung

Hier ist es das Ziel, mit Hilfe von therapeutischen Körperstellungen eine Weitstellung des Thorax und somit der Bronchien zu erreichen, damit die Luft besser strömen kann, eine Abnahme der Atemfrequenz mit vertieften Atemzügen durch vermehrten Zwerchfelleinsatz zu bekommen, damit die Schleimbrücken besser von den Bronchialwänden gelöst werden können, ferner Drainagepositionen einzunehmen, damit der Schleim insbesondere aus der Peripherie und den unteren Lungenabschnitten besser trachealwärts transportiert und abgehustet werden kann.

3. Mobilisation der Rippen-Wirbel-Gelenke und Korrektur des Thorax piriformis mit Mobilisation des Schulter-Becken-Gürtels

Hier sollen krankengymnastische Manipulationen und therapeutische Körperstellungen dazu beitragen, daß die Rippen-Wirbel-Gelenke gut beweglich gehalten und die Dehnfähigkeit und Beweglichkeit des knöchernen Thorax verbessert werden. Die Mobilisation des Schulter- und Beckengürtels ist insofern wichtig, als der Asthmatiker, besonders der ältere Asthmatiker, in seiner Motorik einen Beweglichkeitsverlust von Schultern, LWS und Hüften aufweist.

4. Vermeidung von unproduktivem Husten

Eine ökonomische Hustentechnik ist wichtig, um den sowieso schon unphysiologisch gelockerten und instabilen Bronchialbaum des Asthmatikers nicht noch weiter zu belasten oder gar einen Asthmaanfall zu provozieren bzw. zu aggravieren.

Der Lippenbremse kommt hierbei eine ganz besondere Bedeutung zu, um den sog. Wasserstrahlpumpeneffekt zu vermeiden, der entsteht, wenn mit offenem Mund gehustet wird, und durch die hohen Luftgeschwindigkeiten die Bronchialwände ihrer natürlichen Stabilität beraubt (durch häufigen Bronchospasmus), aufeinanderklappen.

Typisches Erscheinungsbild eines Asthmakindes
– Rundrücken, piriformer Thorax –

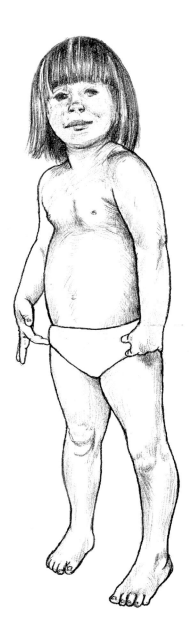

Hinweise zur Thoraxmobilisation bei Kindern und Jugendlichen

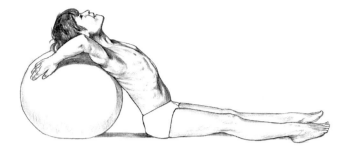

Verbesserung der Thoraxbeweglichkeit

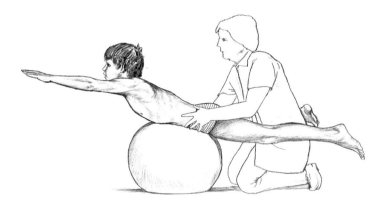

Verbesserung der Thoraxbeweglichkeit
und Stärkung der Rückenmuskulatur

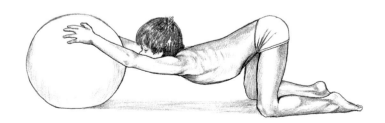

Verbesserung der Thoraxbeweglichkeit

Die Sinnhaftigkeit solcher Übungen wird deutlich,
wenn man beachtet, daß der Asthmathorax starr und überbläht ist
(s. Schematische Darstellung der Atemarbeit S. 13).

Stellungen zur Atemerleichterung und zur Förderung des Sekrettransports bei Kindern und Jugendlichen (nach Keil)

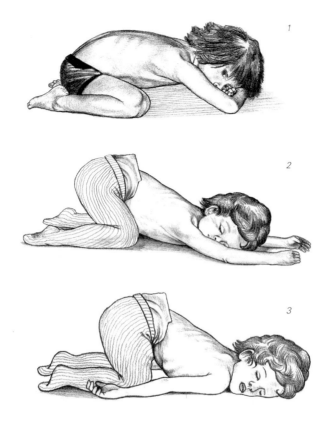

1, 2 und 3 eignen sich gut in Verbindung mit einem heißen Wickel zur Sekretolyse.

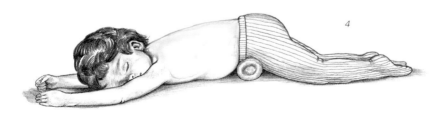

Stellung 4 kann über sehr lange Zeit (die ganze Nacht) mit und ohne Infusion eingenommen werden.

Manipulation beim Säugling zur Sekretlockerung und zum Sekrettransport

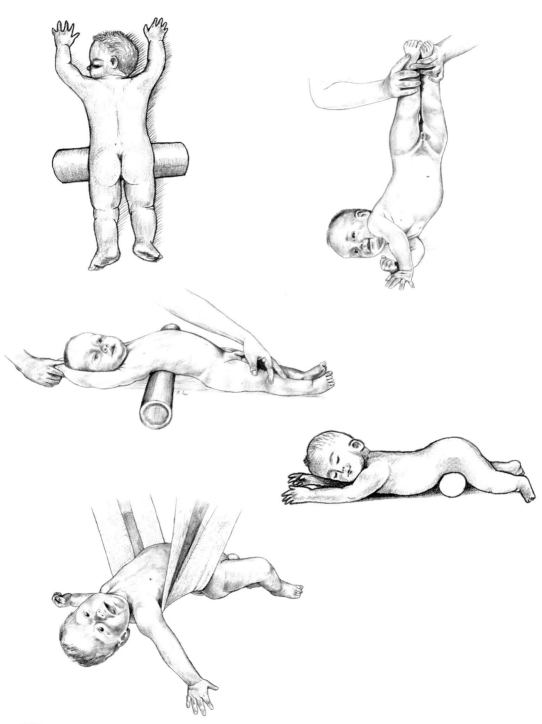

Inhalationsempfehlungen nach Riedl-Seifert
(erarbeitet im Seehospiz Norderney)

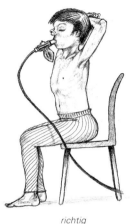 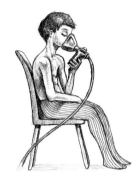

Die richtige Inhalation:
1. Hände hinter den Kopf (gefaltet)
2. Ellenbogen zurücknehmen
3. Lordosestellung des Rückens (LWS)
4. Mundstück und Nasenklemme;
Verneblerkopf sollte leicht sein, um
mit den Zähnen und Mund gehalten
werden zu können.

**In dieser Körperhaltung erreicht
man biomechanisch eine statistisch
signifikante Reduktion der »airway
resistance«.**

richtig   *falsch*

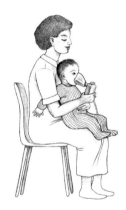

Inhalationstechniken bei
Säuglingen:
Säuglinge wehren sich
und schreien, dabei
atmen sie kräftig aus und
müssen folglich auch tief
einatmen. Es empfiehlt
sich, die Maske fest auf
Mund und Nase zu
pressen und häufige
Pausen einzulegen (ein
Geduldspiel).

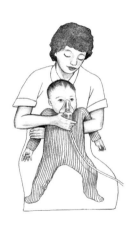

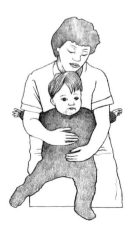

Die richtige Inhalation mit
Maske beim Kleinkind:
1. mechanische Thorax-
fixierung wie beim Säugling
2. Inhalationsgerät auf
Dauerbetrieb stellen und die
Maske fest auf den Mund-
Nasen-Bereich drücken
3. das Kind auffordern,
»Lokomotive« zu spielen,
d.h. fest zu blasen.
Je höher die »Dampf«-
Säule steigt, desto tiefer
muß anschließend
eingeatmet werden.

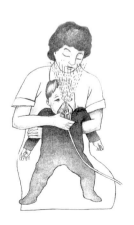

RAHMENEMPFEHLUNGEN ZU LUNGENFUNKTIONSUNTERSUCHUNGEN IM KINDESALTER

Erarbeitet im Auftrag der Gesellschaft für Pädiatrische Pneumologie e.V.

Bodo Niggemann, Roland Riedl-Seifert, Jürgen Seidenberg

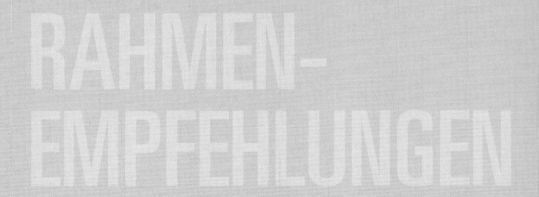

Im letzten Jahrzehnt ist eine absolute Zunahme chronischer Atemwegserkrankungen im Kindesalter zu beobachten. Trotz vereinfachter und verbesserter Möglichkeiten der Lungenfunktionsdiagnostik ist es bisher jedoch aufgrund mangelnden Problembewußtseins und fehlender Ausbildung nicht zu einer ausreichenden Verbesserung der Diagnostik und Überwachung pneumologisch kranker Kinder gekommen. Aus diesem Grund werden hier Rahmenempfehlungen zu Lungenfunktionsuntersuchungen im Kindesalter vorgestellt.

Indikationen

Neben Kindern mit typischen chronischen Atemwegserkrankungen (z. B. Asthma bronchiale) sollten auch Kinder mit chronischem Husten, Leistungseinschränkung bei körperlicher Aktivität, gesteigerter Infektanfälligkeit im Zusammenhang mit Atemwegsproblemen (obere und untere Atemwege) sowie Kinder mit Risikobedingungen (z. B. Systemerkrankungen mit Lungenbeteiligung, neuromuskuläre Erkrankungen, Immundefekte, Autoimmunerkrankungen, hämatologisch/onkologische Erkrankungen, Umgebungsbelastungen, wie Außenluftschadstoffe, aktives oder passives Rauchen) Lungenfunktionsuntersuchungen zugeführt werden.

Bei den genannten Indikationen dienen Lungenfunktionsuntersuchungen der Diagnosestellung von Ventilationsstörungen (Art und Schweregrad) sowie der Beurteilung und Objektivierung von Medikamentenwirkungen (akut: Bronchospasmolysetest; längerfristig: z. B. Effekt von topischen Steroiden) und schließlich der Verlaufskontrolle chronischer Atemwegserkrankungen.

Die Häufigkeit der Durchführung von Lungenfunktionsuntersuchungen beim einzelnen Patienten hängt stark von individuellen Faktoren ab; in der Regel ist sie initial zur Diagnosestellung oder als Ausgangsbefund, während der Überwachung je nach Indikation (z. B. alle 3–6 Monate bei stabiler Phase) sowie bei Besonderheiten jederzeit (z. B. vor

und nach Absetzen einer Dauertherapie, bei vermeintlichem Therapiemißerfolg, bei V.a. latente Obstruktion, etc.) angezeigt.

Kompetenz und Verantwortung

Die breitgestreute Notwendigkeit von pneumologischer Diagnostik in der Pädiatrie ergibt zwingend, daß eine Fachkompetenz sichergestellt wird, die flächendeckend in Schwerpunkteinrichtungen eine fachgerechte und ökonomisch sinnvolle Basisdiagnostik bietet und zusätzlich in regionalen pneumologischen Zentren die Möglichkeit anbietet, weitergehende diagnostische und therapeutische Maßnahmen (z.B. Bronchoskopie, Compliance-Messung, Diffusionsbestimmung, bis hin zu chirurgischen Eingriffen) durchzuführen. Daraus ergibt sich eine Strukturierung in zwei Versorgungsebenen:

– Schwerpunktpraxen bzw. Schwerpunktkliniken und
– pädiatrisch-pneumologische »Zentren«.

Personelle Voraussetzungen sind
– der Facharzt für Kinderheilkunde und darüber hinaus
– eine fundierte Weiterbildung in pädiatrischer Pneumologie (einschließlich der Lungenfunktionstechnik), Immunologie und Allergologie.

Für das medizinische Hilfspersonal muß eine entsprechende Einführung und Weiterbildung gewährleistet sein.

Mindestvoraussetzungen für die apparative Ausstattung sind:
– in Schwerpunktpraxen bzw. - kliniken die Möglichkeit der Durchführung einer langsamen und forcierten Spirometrie inkl. der graphischen »On-line«- Darstellung der Fluß-Volumen- Kurve sowie die Möglichkeit der Messung von Sauerstoffsättigung oder -partialdruck, und
– in Zentren die Durchführung der Bodyplethysmographie und mindestens einer Technik der inhalativen unspezifischen Provokation, die Möglichkeit spezifischer Allergenprovokationen, der Bronchoskopie

(inkl. broncho- alveolärer Lavage), der Diffusions- oder Compliancebestimmung sowie einer kompletten Blutgasanalyse.

Durchführung von Lungenfunktionsuntersuchungen

Allgemeines

Lungenfunktionsuntersuchungen stellen eine »Momentaufnahme« der Ventilation dar und sind bedingungsabhängig (z. B. von der Kooperation, dem Intervall zur Medikation, dem Abstand zu respiratorischen Infekten und zirkadianen Einflüssen). Diese Faktoren müssen daher bei der Beurteilung Berücksichtigung finden:

– Kooperation: in der Regel ist eine ausreichende Kooperation nicht vor dem 5. Lebensjahr zu erwarten. Die Fluß-Volumen-Kurve eignet sich besonders gut, mitarbeitsbedingte Artefakte zu erkennen (siehe Abbildung 1). Bei pathologischer Lungenfunktion muß die Qualität der Kooperation dokumentiert werden.

– Zuverlässigkeit: Es müssen mindestens zwei vergleichbare Meßergebnisse (die innerhalb von 10% Abweichung liegen) erhoben werden.

– Zeitintervall zu Medikamenten:
1) Lungenfunktion mit Bronchospasmolyse:
• Beta-2-Mimetika   8 Stunden
• Beta-2-Mimetika (langwirkend) 12 Std.
• Parasympatholytika   12 Stunden
• Theophyllin   24 Stunden

2) Vor Provokationstestungen zusätzlich:
• Cromoglicinsäure 48 Stunden
• Topische Steroide 14 Tage
• Systemische Steroide 14 Tage
• Antihistaminika (Astemizol 14 Tage) 7 Tage
Für den Fall, daß die Fragestellung der Lungenfunktionsuntersuchung lediglich klären soll, wie sich die Lungenfunktion unter einer gegebenen Therapie verhält, sind die genannten Zeitabstände nicht erforderlich.

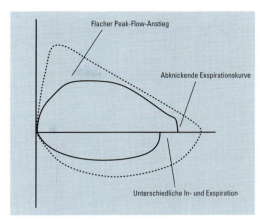

Abbildung 1. Fluß-Volumen-Kurve mit typischen Mitarbeitsartefakten.

– Respiratorische Infekte: Respiratorische Infekte können akut die Meßwerte negativ beeinflussen, längerfristig (ca. 4–6 Wochen) die bronchiale Hyperreagibilität erhöhen.

– Zirkadiane Faktoren: Die Lungenfunktion fällt morgens schlechter aus als abends; deshalb sollten Messungen immer zu gleicher Tageszeit durchgeführt werden.

Spirometrie

Statische Lungenmeßwerte
Die Messungen müssen langsam erfolgen, um den Einfluß eines erhöhten Atemwegswiderstands zu minimieren.
Die Messungen sollten gegen die Zeit aufgetragen werden, um auf ein in- und exspiratorisches Plateau (Hinweis für Mitarbeit) achten zu können.

Dynamische Lungenmeßwerte
Graphische Darstellung als geschlossene Fluß-Volumen-Kurve.
Wünschenswert, da noch exakter, sind getrennte forcierte Atemmanöver für die In- und Exspiration bei Verdacht auf extrathorakale Stenosen.
Mindestens erforderliche Parameter: FVK, VKin, FEV_1, FEV_1/FVK, MEF_{75}, MEF_{50}, MEF_{25}, MIF_{50}, PEF.

Bodyplethysmographie

Bestimmung des thorakalen Gasvolumens (TGV), des Residualvolumens (RV) und des zentralen Atemwegswiderstands (Raw).

Vor dem Atemwegsverschluß korrekten Temperaturausgleich in der Kammer abwarten und auf stabile Ruheatmung achten.
Das Ausgangsvolumen für die Bestimmung des exspiratorischen Reservevolumens (ERV) muß genauso hoch wie für die Bestimmung des TGV sein, da sich sonst eine Fehlrechnung des RV ergeben kann.
Bei der Raw-Messung auf korrekte BTPS-Bedingungen achten.
Mindestens 3–5 Fluß-Druck-Schleifen graphisch erfassen; beste Schleife wählen oder den Mittelwert aus 3 besten Messungen ermitteln.
Die Art der Berechnung des Raw muß definiert werden.

Andere Verfahren

FRK-Meßverfahren:
Neben der Bodyplethysmographie gibt es weitere Methoden, die funktionelle Residualkapazität (FRK) am Ende der normalen Ausatmung zu bestimmen. Am gebräuchlichsten sind die Helium-Verdünnungsmethode und das Stickstoffauswaschverfahren.
Zwischen den einzelnen Meßphasen ist ein ausreichend langer Zeitraum von mindestens 2- bis 3mal der Meßzeit abzuwarten.
Bei den Verfahren sind Lecks sorgfältig auszuschließen.

Oszillometrie:
Relativ einfaches, mitarbeitsunabhängiges, aber problembehaftetes Verfahren in bezug auf die Interpretation.
Bei der Durchführung ist auf die Fixierung der Wangen zu achten.

Compliance-Messung:
Bei der Bestimmung der dynamischen Compliance mittels Ösophagusdruckmessung ist die Überprüfung der korrekten Druckerfassung mittels Okklusionstest erforderlich.

Spezielle Untersuchungen im Säuglingsalter:
Die Durchführung von Lungenfunktionsuntersuchungen im Säuglingsalter wird nur für spezialisierte pneumologische Zentren empfohlen. Die Untersuchung erfordert eine Sedierung sowie eine zeitaufwendige gründliche Überwachung des Kindes.
Allgemeine Vorbedingung für die Durchführung von Lungenfunktionsuntersuchungen im Säuglingsalter sind eine Intensivstation sowie vor Ort eine Reanimationseinheit mit Absaugpumpe, Sauerstoffzufuhr und Beatmungsbeuteln. Der Säugling sollte infektfrei sein; insbesondere darf die Nasenatmung nicht behindert sein. Die Überwachung erfolgt durch eine ständig anwesende Kinderkrankenschwester oder eine entsprechend ausgebildete Kraft. Zusätzlich ist die Überwachung mittels Pulsoxymetrie zu fordern.

Peak-Flow

Es werden mindestens drei Messungen durchgeführt, bzw. die Messungen so lange wiederholt, bis 2 Werte weniger als 10% voneinander abweichen. Der beste Wert (nicht der Mittelwert) wird notiert.

Der Peak-Flow ersetzt in keinem Fall eine (ausführliche) Lungenfunktionsuntersuchung! Aufgrund des großen Normbereiches und der fehlenden Sensitivität für eine periphere Obstruktion ist er als einzelner Meßwert nicht geeignet zur Beurteilung einer pathologischen Lungenfunktion. Das Führen eines Peak-Flow-Protokolls (über einige Wochen) ist dagegen für die Therapieüberwachung unter gleichzeitiger Berücksichtigung klinischer Parameter und des Medikamentenverbrauchs sinnvoll. Ein Peak-Flow-Protokoll sollte (2- bis 3mal) täglich jeweils vor und nach Inhalation eines Beta-2-Mimetikums gemessen werden.

Falsch hohe Werte werden gemessen, wenn
– während der Messung ins Gerät gehustet wird oder das Mundstück mit der Zunge verschlossen und plötzlich wieder freigegeben wird.
– beim Rotameterprinzip die Hand vor die Öffnung gehalten wird.

Falsch niedrige Werte werden gemessen, wenn
- die Lippen das Mundstück nicht fest umschließen (Nebenluft),
- der Zeiger festgehalten wird (oder klemmt).

Die Peak-Flow-Messung ist geeignet
- zur Einschätzung der bronchialen Hyperreagibilität,
- zur Früherkennung von Exazerbationen,
- zur Objektivierung von Medikamentenwirkungen.

Normwerte

Die Ausdrucksweise eines Meßwertes allein in Prozent der Norm (= Mittelwert) ist unzureichend, da aufgrund unterschiedlich großer Normalbereiche ein Wert von z.B. 75% der Norm individuell noch normal oder bereits pathologisch sein kann.

Aus diesem Grund sollten Normalbereiche angegeben werden. Für die häufigsten Lungenfunktionsparameter sind in etwa als Grenze des Normalbereichs (+ 2 SD) anzusehen:

VK	76%	MEF_{50}	72%
TLK	80%	MEF_{25}	66%
TGV	148%	PEF	70%
RV	140%	FEV_1/VK	74%
FEV_1	80%	Raw	180%
MEF_75	75%		

Wenn möglich, sollte der Normalbereich eines Meßwertes als Perzentile oder SDS (Standard deviation score) angegeben werden.

Da die meisten Lungenfunktionsparameter in erster Linie von der Körperlänge abhängen, ist darauf zu achten, daß, falls die Körperlänge nicht gemessen werden kann (z.B. neuromuskuläre Erkrankung) oder nicht proportioniertes Längenwachstum, andere Bezugsparameter (z. B. Alter) sinnvoller sind.

Messung der bronchialen Reagibilität

Neben der Bestimmung der Basislungenfunktion ist eine Einschätzung der bronchialen Reagibilität notwendig.

Bronchospasmolysetest
Ein Bronchospasmolysetest ist Bestandteil der Basisdiagnostik und auch dann sinnvoll, wenn sich als Ausgangsbefund Werte im Normalbereich zeigen, da sich einige Patienten dann noch signifikant verbessern (individueller Normalwert überdurchschnittlich).

Ein Bronchospasmolysetest ist positiv, wenn der Peak-Flow um 20%, das FEV_1 um 15% oder der sGaw um 40% nach Inhalation eines Beta-2-Mimetikums im Vergleich zum Ausgangsbefund angehoben wird.

Die zweite Messung sollte frühestens 5–10 Minuten nach Inhalation des Beta-2-Mimetikums erfolgen.

Cave: der Peak-Flow kann unverändert bleiben, die peripheren Flußraten dagegen sehr wohl deutlich ansteigen (nach Inhalation eines Beta-2-Mimetikums) der Bronchospasmolysetest ist dann trotzdem positiv.

Cave: trotz signifikanter Verbesserung des FEV_1 kann eine Hypoxämie weiter bestehen bleiben! Deshalb ist der gleichzeitige Einsatz einer Blutgasbestimmung (z.B. SaO_2) bei Provokationstesten ratsam.

Peak-Flow-Protokoll (siehe oben)

Provokationstests
Provokationstests sollten in der Regel nicht durchgeführt werden bei einem FEV_1-Ausgangswert von < 60% der Norm oder einer SaO_2 von < 92%.

Absetzen der Medikamente vor Provokation: siehe oben.

Ein Absetzen von antiinflammatorischen Medikamenten halten wir (außer für wissenschaftliche Fragestellungen) unter praktischen Gesichtspunkten für nicht zwingend erforderlich, da üblicherweise die Fragestellung einer persistierenden bronchialen Hyperreagibilität unter Therapie im Vordergrund steht.

Anforderungen an Geräte

– Pädiatrische Normwerte müssen fest für alle genannten Parameter im Gerät gespeichert sein. Die gemessenen Werte sollten als Prozent der Norm (inkl. Normbereich) ausgedruckt werden können. Wünschenswert ist die Angabe eines Standard deviation score (SDS).

– Die Fluß-Volumen-Kurve muß in- und exspiratorisch »On-Line« während der Messung dargestellt sein.

– Die Bildschirmdarstellung muß für kleine Volumina vergrößerbar sein.

– Eine Volumeneichung muß möglich sein.

– Der Ausdruck von zwei Messungen (z. B. Bronchospasmolysetest), überlagernd ist zu fordern.

– Kindermundstücke müssen zur Verfügung stehen.

– Die Atemmanöver müssen jederzeit unterbrochen werden können und die Fortsetzung ohne Neustart des Programms möglich sein.

– Alle Geräteteile müssen leicht zu reinigen sein.

Hygienemaßnahmen

– Pro Patient müssen das Mundstück und der Krümmer gewechselt werden.

– Bei infektiösen Patienten (z.B. Zystische Fibrose, Tuberkulose, akute respiratorische Infekte) sollten geeignete Einmalfilter Verwendung finden.

Zur Vermeidung von häufigen Fehlerquellen sollte folgendes beachtet werden:

– Aufrechte Körperhaltung des Kindes (inkl. Kopfhaltung) im Sitzen
– Korrekter Sitz der Meßeinheit am Mund des Kindes (Leck vermeiden)
– Auf korrekten Sitz der Nasenklemme achten
– Freie und ungehinderte Atmung wichtig (Cave: Glottisverschluß mit gepreßter Atmung)
– Tägliche Eichung notwendig
– Beeinträchtigende Umgebungseinflüsse minimieren (z.B. Türen schlagen)
– »Spirometer-Asthma« erkennen!

– Nach HIV-positiven Patienten muß der Meßkopf komplett gewechselt werden.

– Das Pneumotachographensieb (soweit vorhanden) sollte einmal pro Woche gereinigt werden.

Literatur

American Thoracic Society/European Respiratory Society (1993) »Respiratory mechanics in infants: Physiologic evaluation in health and disease«. Am Rev Respir Dis 147:474–496

Niggemann B (1992) Lungenfunktionsdiagnostik in der Praxis. Mschr Kinderheilkd 140: F45–F57

Seidenberg J, Pauly E, von der Hardt H (1991) Lungenfunktionsgeräte für die pädiatrische Praxis. Mschr Kinderheilkd 139:307–309

Working Group »Pediatrics« (1989) Standardization of lung function tests in pediatrics. Eur Respir J 2 (Suppl 4):121S–264S

Autoren (für die Gesellschaft für Pädiatrische Pneumologie e.V.): B. Niggemann, R. Riedl-Seifert, J. Seidenberg

Erstveröffentlichung in »Der Kinderarzt, 26. Jg. (1995) Nr. 9, Seite 1154–1160«